W0269368

Annelies Fitzgerald und Gerda Zwick

Patientenorientierte Gesprächsführung
im Pflegeprozess

Gedicht, Geschichte und Zeichnungen von
Sefika Ohorn
und Beiträge von
Alexander Seidl

Springer-Verlag Wien GmbH

DGKS Mag. Dr. Annelies Fitzgerald
Lerchengasse 36/10
A-1080 Wien

DGKS OSr. Gerda Zwick
Herzog-Friedrich-Platz 4/1
A-3001 Mauerbach

© 2001 Springer-Verlag Wien
Originally published by Springer-Verlag/Wien

Satz: Bernhard Kollmann, A-1130 Wien
Druck: Manz Crossmedia, A-1051 Wien
Umschlagbild und Abbildungen: Sefika Ohorn

Gedruckt auf säurefreiem, chlorfrei gebleichtem Papier - TCF
SPIN: 10894760

Die Deutsche Bibliothek – CIP-Einheitsaufnahme
Ein Titeldatensatz für diese Publikation ist bei
Der Deutschen Bibliothek erhältlich

Mit zahlreichen Abbildungen
ISBN 978-3-211-83664-4   ISBN 978-3-7091-6224-8 (eBook)
DOI 10.1007/978-3-7091-6224-8

Oft fragte ich mich:
Was bedeutet das Leben?

Das Leben ist, dachte ich,
Stunden und Tage,
Jahre und Jahrzehnte ...

Das Leben sind Begegnungen
und Freuden,
Abschiede und Tränen.

Das Leben sind Blumen und Sonne,
Lachen und Reden,
das alles ...
und dann bleibt noch immer
so viel Platz fürs Leben,
dass das Leben mit Leben ausfüllt.

Sefika Ohorn

Vorwort

Dieses Buch ist für die Weiterentwicklung einer modernen Gesundheits- und Krankenpflege sowie für die Umsetzung einer patientenorientierten Gesprächsführung
im Pflegeprozess ein wertvoller Lehr- und Lernbehelf. Aufgrund des praxisorientier-
ten Aufbaues ist dieses Buch sowohl für die Grundausbildung als auch für die Fort-
und Weiterbildung eine wertvolle Unterstützung. Mit den praktischen Beispielen
wird eine klare und anschauliche Beschreibung der Gesprächsführung, der Techniken im Rahmen der Gesprächsführung sowie der Auswirkung einer guten Kommunikation für Patienten und Angehörige beschrieben. Eine Beschreibung, die
noch an Bedeutung und Brisanz gewinnt, wenn man sich die vielen, weit reichen-
den Folgen vor Augen führt, die sich dann ergeben, wenn Kommunikation und
Information in der Pflege unzureichend ausgebildet ist. Der Wert des Buches liegt
darin, dass es uns das Geheimnis der Kommunikation in der Pflege auf Experten-
stufe näher bringt und gleichzeitig ein Bewusstsein dafür schafft, dass Kommunikation ein unabdingbarer Bestandteil einer modernen Gesundheits- und Krankenpflege ist und als solches nicht nur respektiert, sondern gelernt und geübt werden
muss.

Für alle, denen das öffentliche Bild von Gesundheits- und Krankenschwestern/
pflegern und ihre Rolle in gesundheitspolitischen Zusammenhängen am Herzen
liegt, ist dieses Buch eine Quelle für Ideen und Bilder, derer wir uns in Gesprächen
mit Anderen und zur Erweiterung unseres eigenen Verständnisses, von dem was
Pflegende tun, bedienen können. Die Autoren haben ein bemerkenswertes,
auf Expertenbasis erstelltes Werk verfasst, das uns in das Wirken engagierter
Gesundheits- und Krankenschwestern/pflegern neue Einblicke verschafft.

Generaloberin Charlotte Staudinger
Akad. gepr. Krankenhausmanagerin
Leiterin der Direktion Kranken- und Altenpflege des Wiener
Krankenanstaltenverbundes

Wien, September 2001

Inhaltsverzeichnis

Wozu noch ein Buch über Kommunikation und Pflege? 1

Grundlage für den Pflegeprozess ist der Aufbau
einer sinnvollen Pflegebeziehung. 3

Unsere Sinnesorgane und ihre Bedeutung im Gespräch mit dem Patienten . . 19

Sprache, die Tür zwischen innen und außen 39

Das Gespräch mit dem Patienten für die Pflegeanamnese 43

Faktoren, die ein Gespräch beeinflussen 59

Warum Gespräche mit bestimmten Personen schwierig sein können 61

Warum Gespräche zu bestimmten Themen schwierig sein können 65

Verallgemeinerungen, Verzerrungen und Tilgungen in unserer Sprache 71

Die Pflege planen. 81

Mit dem Patienten Pflegeziele vereinbaren. 85

Einige Überlegungen zur Selbstbestimmung des Patienten 95

Gesundheitsberatung im Gespräch 97

Beenden der Pflegebeziehung. 99

... und da nahm ich mir einmal Zeit. 101

Anhang 1 105

Anhang 2 111

Bücher zum Thema 119

Biografien 123

Wozu noch ein Buch
über Kommunikation und Pflege?

Weil bei Gesprächen mit dem Patienten, bei der Formulierung des Pflegebedarfes oder bei der Vereinbarung über Pflegemaßnahmen mit dem Patienten die Art und Weise, wie wir mit ihm reden, eine grundlegende Rolle spielt. Bei Trainings in verschiedenen Spitälern und Pflegeheimen und in der Funktion als Pflegepersonen beobachten wir, wie notwendig das Verständnis des Pflegeprozesses und eine neue, erweiterte Form von professioneller Kommunikation als Basisfertigkeit jeder Pflegeperson ist. Schritt für Schritt bewegt sich die Pflegeperson in Richtung tatsächlicher Patientenorientierung. Ein entscheidender Schwerpunkt liegt dabei auch auf dem Gesprächsverhalten. Diese Entwicklung ist relativ neu und noch nicht allen Beteiligten voll bewusst. Sie ist jedoch äußerst bedeutsam für die Pflegeperson von heute im veränderten Arbeitsprozess und soll deshalb in diesem Buch beschrieben werden.

Der Zweck dieses Buches liegt vor allem in der praktischen Anwendung. Neben dem logischen Ablauf des Pflegeprozesses soll der Werkzeugkoffer der Kommunikation für diesen Zusammenhang beschrieben werden. Gespräche zu führen und lenken, Fragen einfach und klar zu formulieren und Ziele mit dem Patienten oder den Angehörigen zu vereinbaren sind Fertigkeiten, die den Ablauf für Patienten und Pflegeperson erleichtern. Dieses Buch will Ihnen dabei helfen.

Haben Sie jemals Augenblicke erlebt, als Sie von einem Gespräch wirklich begeistert waren? Vielleicht haben Sie sich gefragt: Wie habe ich das geschafft? Wie habe ich das gemacht? Es ist ein gutes Gefühl. Schön, wenn sich das wiederholen ließe. Und genau darum geht es sachlich: Dass Sie das, was in einem

Gespräch hilfreich ist, ganz bewusst auch wiederholen können. Dass Sie, ganz bewusst, Ihre Fähigkeiten und Fertigkeiten einsetzen können um ein Gespräch so zu führen, wie Sie es wirklich wollen. Es ist ein Weg, Ihre persönliche Kompetenz in der Kommunikation zu entdecken und zu entfalten und das Beste für Sie und Ihren Gesprächspartner ans Licht zu bringen. Es geht hier um praktische Fertigkeiten, die uns diesen Zielen näherbringen, und um die Fähigkeit, in einem Gespräch wirklich das zu erreichen, was wir erreichen wollen. Es geht aber auch um all die Dinge, die hinter dem stehen, was Sie dann tun. Es geht um Wahrnehmung, um Verarbeitung unserer Eindrücke und um unsere Einstellung. Manchmal geht es aber auch um unterschiedliche Erwartungen zweier Menschen, die zu Konflikten führen können. Auch Vorstellungen über Personen oder Situationen können ein Gespräch einfacher oder schwieriger machen.

Damit die Verständigung mit unseren Patienten besser funktionieren kann, ist es wichtig sich darüber bewusst zu sein, das, was auch immer passiert, von jedem Menschen auf seine persönliche Weise wahrgenommen und erlebt wird. Jeder verarbeitet seine Realität anders und manchmal bleiben die unterschiedlichen Auffassungen derselben Realität bestehen und können zu Spannungen und Missverständnissen führen. Bei der Suche nach Erklärungen dafür landet man beim unterschiedlichen Wesen von Menschen. Es ist sicher nicht möglich der Vielfalt aller Patienten und Pflegepersonen in diesem Buch gerecht zu werden. Und doch möchten wir Ihnen in diesem Buch vier verschiedene Menschen vorstellen, die auf der Station aufgenommen werden.

In den meisten Kapiteln finden Sie auch immer wieder Tipps für die Praxis. Diese sind allgemein gehalten und als Anregungen gedacht. Sie können diese Anregungen ähnlich betrachten wie das Warenangebot in einem Supermarkt. So wie dort haben wir uns bemüht eine breite Palette von nützlichen Dingen für Sie zusammenzustellen. Dadurch haben Sie die Möglichkeit sich aus dem Buch das herauszusuchen, was Ihnen für Ihre Arbeit und für Ihre Gespräche mit Patienten am wichtigsten und am nützlichsten erscheint. Ergänzen Sie die Inhalte durch Ihre eigenen Erfahrungen und fühlen Sie sich frei, die Dinge auszuprobieren, die Sie gerne ausprobieren möchten und heben Sie sich die anderen für später auf.

Wenn wir in diesem Buch von dem Patienten und der Pflegeperson schreiben, so meinen wir damit genauso Patientinnen und weibliche wie männliche Pflegepersonen, erwähnen dies aber zur Erleichterung des flüssigen Lesens nicht jedesmal extra.

Sie finden hier Beispiele aus dem Alltag im Krankenhaus, Erlebnisse zwischen Patienten und Pflegepersonen während des Krankenhausaufenthaltes, die natürlich frei erfunden, aber ebenso wahr sein können.

Grundlage für den Pflegeprozess ist der Aufbau einer sinnvollen Pflegebeziehung

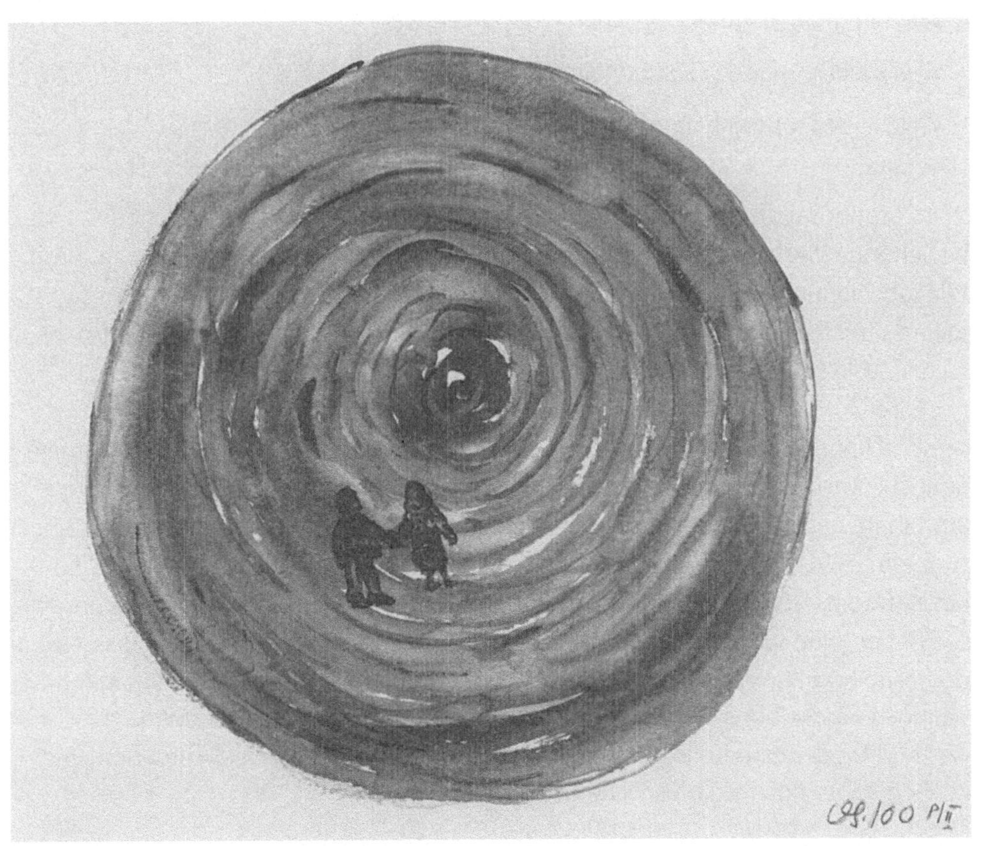

Die Pflegebeziehung bildet den Rahmen für die Begegnung von Patienten und Pflegepersonen. Um diese Pflegebeziehung sinnvoll zu gestalten „gehen die Pflegepersonen ein Stück" im Leben des Patienten „mit". Will das wirklich jeder Patient? Kann das tatsächlich jede Pflegeperson? Was bedeutet „mitgehen" überhaupt?

Pflegebeziehung heißt im Stationsalltag die individuellen Bedürfnisse des Patienten in den Mittelpunkt zu stellen. So soll die Pflegeperson versuchen nachzuvollziehen, wie der Patient sich momentan fühlt und was für ihn gerade wichtig ist. Sie soll sich aber auch an Wahrnehmungen und Einschätzungen durch den Patienten orientieren.

Dazu einige Beispiele:

- Welche Bedeutung haben Krankheit und Gesundheit für den Patienten?

- Wie geht er mit seiner Gesundheit um?

- Wie nimmt er seine persönlichen Ressourcen wahr?

- Wie erlebt er seinen Gesundheitszustand?

- Welche Bedeutung haben für ihn soziale Ressourcen?

Im Stationsalltag ist die Aufnahme des Patienten der Beginn der Pflegebeziehung. Dieser erste Kontakt mit dem Patienten kann bestimmen, wie diese Pflegebeziehung verlaufen wird. Oft sind die Rahmenbedingungen der Aufnahmesituation mitbestimmend, ob dieser erste Kontakt erfolgreich verläuft oder nicht... Wie sieht der Raum aus? Wo findet die Aufnahme statt? Wie ist die Aufnahme in den Ablauf eingegliedert? Wer macht was? Jede Station hat ihre entsprechenden Aufnahmegewohnheiten, wir können sie auch Aufnahmerituale nennen. Auch ob es sich um eine geplante oder ungeplante (akute) Patientenaufnahme handelt, kann einen Unterschied für alle Beteiligten bedeuten. Diese Aufnahmesituation jedoch, dieser erste Kontakt, beeinflusst und bestimmt die Beziehung zwischen Pflegeperson und Patient. Ungeplante Aufnahmen können sozusagen (und wenn wir ehrlich sind – manchmal ist es so) zu einem unpassenden Zeitpunkt kommen. Gerade jetzt, wo noch die „Morgenroutine" im Laufen ist, wo noch alle Betten belegt sind, der Patient, der entlassen werden soll, sich nicht wohl fühlt oder eine Kollegin erkrankt ist, kommt auch noch eine Aufnahme. Sie kennen sicher noch viele ähnliche Beispiele.

Vier Patienten sind heute
zur Aufnahme vorgesehen ...

Die Aufnahme
als Beginn eines Prozesses

Falls es möglich ist, sollten Sie sich vor dem ersten Kontakt mit dem Patienten
über ihn informieren. Das können persönliche Angaben, wie zum Beispiel
Alter, Beruf, soziale Versorgung oder der Familienstand sein. Vor allem sollten Sie
den konkreten Aufnahmegrund kennen und auch über den Schweregrad der
Erkrankung informiert sein. Auch Informationen von Kollegen oder anderen Berufs-
gruppen sollten Sie nutzen. Nach dieser Vorinformation kommt es zum ersten
Kontakt zwischen Ihnen und dem Patienten. In dieser Phase findet ein erstes
„Abtasten" zwischen Patient und Pflegeperson statt.

Herr Ordnung ist der erste Patient,
der die Station betritt

Pünktlich, so wie es immer seine Art ist, steht er vor Ihnen. Er hat sich schon seit
Tagen auf die Aufnahme vorbereitet, seine Sachen gepackt und immer wieder kontrolliert, ob er auch nichts vergessen hat. Seine Erscheinung ist sehr ordentlich und
seine Kleidung korrekt und sehr gepflegt. Mit seiner geraden aufrechten Haltung
wirkt er fast ein bisschen steif, wie er dort in der Türe steht. Regeln und Vor-
schriften haben sein Leben bestimmt und höflich wartet er, bis die Pflegeperson
sich ihm zuwendet. Da er ein verlässlicher und absolut pflichtbewusster Mensch
ist, hat er auch alle seine Unterlagen gesammelt und sortiert mitgebracht. Ihm ist
es wichtig alles geordnet zu haben. Auch zuhause hat er noch einmal kontrolliert,
ob auch alles an seinem Platz steht, ob alles perfekt und geregelt ist. Sein Taxi ins
Krankenhaus hat er schon vor Tagen bestellt und noch einmal nachgefragt, ob das
auch funktionieren wird. Es hat auch gut geklappt. Jetzt steht er also hier und wartet, bis die Pflegeperson ihn anspricht. Sein Blick streift über die vielen Ordner und
Mappen, die im Regal über dem Schreibtisch stehen, über die Fächer, wo die
unterschiedlichen Formulare gesammelt sind, und die Röhrchen, die in einem
eigenen Ständer auf dem Tisch neben der Wand stehen. Es riecht ein wenig nach
Desinfektionsmittel, er denkt daran, was jetzt wohl zuerst geschehen wird, was
ihm bevorsteht, und wartet ...

Was, glauben Sie, ist für die Betreuung von Herrn Ordnung besonders wichtig?

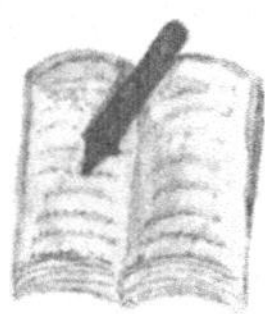

Tipps für die Praxis

- Bereiten Sie alle notwendigen Formulare für die Aufnahme vor, bevor Sie sich Herrn Ordnung zuwenden.

- Schenken Sie seinen mitgebrachten Befunden und sonstigen Unterlagen die notwendige Aufmerksamkeit.

- Erledigen Sie die einzelnen Aufnahmeformalitäten korrekt und nacheinander.

- Zeigen Sie ihm sein Zimmer und die notwendigen Einrichtungen der Station.

- Geben Sie Herrn Ordnung anschließend Zeit, seine persönlichen Utensilien einzuräumen, er schätzt auch im Krankenhaus seine Ordnung.

- Falls Sie schriftliche Informationen haben, geben Sie ihm diese.

- Geben Sie ihm ausreichend Informationen über den Tagesablauf an der Station (wann sind die Essenszeiten, Visite, Besuchszeit ...), so kann sich Herr Ordnung orientieren und wie gewohnt seinen Tag planen.

- Halten Sie Ordnung in seiner Umgebung.

- Bemühen Sie sich um Pünktlichkeit.

- Informieren Sie Herrn Ordnung über alle Handlungen immer so früh wie möglich, er benötigt Zeit für seine Vorbereitungen.

- Geben Sie ihm so gezielte Anleitungen wie möglich, das gibt ihm Sicherheit.

Was würde zum Konflikt führen?

Da Herr Ordnung von zuhause gewohnt ist, seine täglichen Lebensaktivitäten zu planen, würde es mit ihm am ehesten zum Konflikt kommen, wenn die einzelnen Handlungen und Formalitäten unstrukturiert erledigt werden. Er benötigt klare Strukturen und möchte genaue Anweisungen, was er wann und wo zu tun hat. Gibt man ihm zuwenig oder zu spät die notwendigen Informationen, wird er verunsichert, da er sich darauf nicht einstellen konnte. Auch kurzfristige Änderungen von geplanten Abläufen können bei ihm Unmutsäußerungen auslösen. Herr Ordnung erwartet von Ihnen Genauigkeit und Pünktlichkeit. Wenn er seine Medikamente um acht Uhr einnehmen soll, dann möchte er diese auch pünktlich und nicht zehn Minuten später erhalten.

Und in diesem Moment kommt auch Herr Sachlich zur Aufnahme

Kühl und etwas distanziert wirkt er, wie er bei der Türe hereinkommt. Rasch erfasst er die Situation und möchte klare Informationen, was von ihm jetzt verlangt wird. Keine Gefühlsregung ist an ihm zu erkennen, emotionale Regungen hasst er überhaupt. Seine Stärke sind klares Denken und Analysieren und dabei lässt er sich nicht von Gefühlen ablenken. Auch hier in dieser Situation sind ihm exakte Informationen wichtiger als ein nettes Gespräch über sein Befinden. Überhaupt kann er mit Menschen, die ihm zu nahe kommen, nicht so gut umgehen. Manche behaupten ja von ihm, er sei verletzend und zynisch, aber das ist eben notwendig, um sich den nötigen Abstand zu anderen Personen zu bewahren. Gut, dass die Schwester wenig Zeit hat und sich auf das Wesentliche konzentriert. Nichts ärgert ihn ja mehr als Unterhaltungen über freundliche Nebensächlichkeiten. Er ist schließlich kein „Dampfplauderer".

Was, glauben Sie, ist für die Betreuung von Herrn Sachlich besonders wichtig?

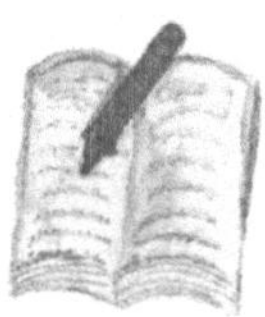

Tipps für die Praxis

■ Informieren Sie sich ausreichend über Herrn Sachlich, bevor Sie mit den Aufnahmeformalitäten beginnen, denn er mag es nicht, doppelt gefragt zu werden.

■ Sprechen Sie Herrn Sachlich sofort mit Namen an, damit er weiß, dass Sie informiert sind.

■ Stellen Sie sich bei ihm vor und sagen Sie ihm Ihre Funktion, denn er möchte wissen, mit wem er es zu tun hat.

■ Vermeiden Sie lange Erklärungen, sagen Sie ihm kurz und prägnant, was alles zu erledigen ist.

■ Herr Sachlich weiß meistens sehr genau, was er will, daher ist es oft besser ihn zu fragen, ob er noch weitere Informationen benötigt oder nicht.

Was würde zum Konflikt führen?

Herr Sachlich möchte möglichst schnell und ohne Umwege seine persönlichen Dinge im Krankenhaus erledigt haben. Er erwartet von Ihnen die rasche und kompetente Erledigung der ihn betreffenden Formalitäten. Mit Herrn Sachlich würden sich sehr bald Konflikte ergeben, wenn er den Eindruck hätte unnötig Zeit zu vergeuden. Er möchte auf seine Fragen kurze, prägnante und kompetente Antworten. Antworten Sie zu ausführlich oder wirkt Ihre Antwort unsicher, kann dies durchaus eine heftige negative Reaktion bei ihm auslösen.
Es ist keine Stärke von Herrn Sachlich, Gefühle zu zeigen oder diese zuzulassen. Daher reagiert er auf emotionale Zuwendung meist sehr ablehnend. Auf körperliche Nähe und Berührung reagiert er eher befremdet. Kommen Sie ihm zu nahe, so verhält er sich oft harsch und ungehalten. Herr Sachlich ist von Natur aus eher kritisch, daher nimmt er Ihre Empfehlungen oft nicht entgegen ohne diese zu hinterfragen. Sind Sie darauf nicht vorbereitet oder gehen Sie darauf nicht ein, erweckt dies erst recht sein Misstrauen und kann zu Konflikten führen.

Die nächste Aufnahme
ist Frau Harmonie

„Guten Morgen" – eine warm und angenehm klingende Stimme erhellt den Raum. In der Tür steht Frau Harmonie. Sie ist eine sehr einfühlsame Frau, die sich immer für andere einsetzt. Sie strahlt Wärme und Herzlichkeit aus. Dass alles harmonisch verläuft, ist für sie das Wichtigste. Unter Spannungen und Unstimmigkeiten leidet sie fast körperlich. Ihre Stärke ist ihr Gefühl. Sensibel nimmt sie alles von anderen Menschen auf, ihr entgeht keine noch so kleine Gefühlsregung des anderen. Und sie reagiert auch darauf. Oft setzt sie sich für andere so sehr ein, dass sie dabei auf sich selbst vergisst. Am liebsten würde sie alle in ihrer Nähe haben. Ihre Tochter, die sie bis zur Türe begleitet hat, musste schon gehen und so steht Frau Harmonie jetzt abwartend in der Türe.

Was, glauben Sie, ist für die Betreuung von Frau Harmonie besonders wichtig?

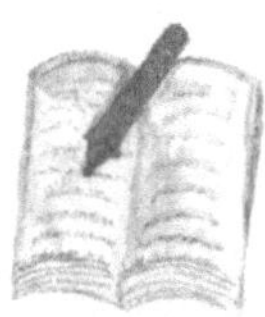

Tipps für die Praxis

- Versuchen Sie eine angenehme Aufnahmeatmosphäre zu schaffen (wenn möglich Ruhe, Zeit, keine Hektik).

- Nehmen Sie mit Frau Harmonie zuerst Körperkontakt auf. Geben Sie ihr die Hand und halten Sie sie ruhig etwas länger, als Sie es sonst tun.

- Leiten Sie das Gespräch nicht sofort mit Fachfragen ein, sondern beginnen Sie mit allgemeinen Fragen.

- Fragen Sie nach ihren Empfindungen und Gefühlen.

- Achten Sie besonders auf die Körpersprache von Frau Harmonie, denn sie stellt ihr eigenes Wohlbefinden oft für andere zurück.

- Nehmen Sie so oft wie möglich Körperkontakt auf und halten Sie ihre Hand, denn sie mag Berührungen.

- Achten Sie auf Ihre eigene Körpersprache, Frau Harmonie ist sehr sensibel dafür.

Was würde zum Konflikt führen?

Mit Frau Harmonie können dann Konflikte entstehen, wenn sie zuwenig emotionale Zuwendung und zuwenig Aufmerksamkeit bekommt. Sie fühlt sich dann vernachlässigt und interpretiert das Verhalten der Pflegeperson oft mit „Die mag mich nicht" oder „Dieser Schwester bin ich nicht sympathisch". Frau Harmonie verbalisiert ihren Ärger vielleicht nicht sofort, sondern sie versucht durch ihr Verhalten, über ihre Körpersprache und Mimik auf sich aufmerksam zu machen. So kann es sein, dass sie sich immer mehr in sich zurückzieht, kaum Blickkontakt hält und sehr wenig spricht. Es kann aber auch das Gegenteil eintreten. In diesem Fall versucht sie sich Ihre Zuneigung und Zuwendung auf Umwegen zu holen. Es kommt vielleicht dazu, dass Frau Harmonie öfter als üblich läutet und nicht wirklich etwas benötigt. Oder es werden vermehrt Hilfestellungen von Ihnen verlangt, die sie zum Teil bereits selbständig durchführen könnte. Kommt es mit Frau Harmonie zu einer offenen Eskalation, so ist dies meist mit starken Emotionen, mit Tränen oder Wutausbrüchen verbunden.

Frau Wunderbaum kommt auf die Station

Besser gesagt, sie kommt nicht, sie erscheint. Und das auch noch eine halbe Stunde zu spät. Mit ihrem sprühenden Charme stürzt sie auf die Pflegeperson zu, verkündet lautstark, dass sie schon hier sei, und wird sofort zum Mittelpunkt des Geschehens. Sie gehört nicht zu jenen grauen, unscheinbaren Personen, die nicht auffallen, sondern sie ist eine heitere, schillernde, turbulente Frau. In ihrer Gegenwart gibt es sicher keine Langeweile. Schon an ihrer Kleidung kann man das erkennen. Wie ihre Persönlichkeit ist auch ihre Erscheinung bunt und extravagant. Frau Wunderbaum hat ihren Termin für die Aufnahme ja fast vergessen, weil ihr wieder eine äußerst wichtige Angelegenheit dazwischengekommen ist. Sie hat von einer anderen Behandlungsmethode gehört und ist fasziniert davon. Sie lebt nach dem Motto „Alles Neue ist gut". Ob dieses Andere, Neue auch wirklich so sinnvoll ist, ist in dem Moment, wo sie es kennenlernt, nicht so wichtig. Mit Begeisterung lässt sie sich darauf ein. Aber jetzt ist sie ja hier. Und für Frau Wunderbaum hat die Gegenwart, der Augenblick die grösste Bedeutung. Da muß alles bewegt sein, es muss sich alles um sie drehen. Deshalb findet sie das, was jetzt mit ihr geschieht, auch ungeheuer wichtig und notwendig. Sie liebt Neues in jeder Form und das hier ist ja fast ein Abenteuer. Gleich springen ihr diese einfallslosen Kleider der Krankenschwestern ins Auge, na, sie hätte da schon Ideen dazu. Sie ist bekannt für ihren Einfallsreichtum und ihre Kreativität.

Was, glauben Sie, ist für die Betreuung von Frau Wunderbaum besonders wichtig?

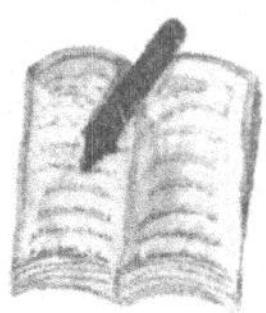

Tipps für die Praxis

- Wenn Sie mit Frau Wunderbaum die Aufnahmeformalitäten erledigen, schenken Sie ihr Ihre ganze Aufmerksamkeit.

- Geben Sie Frau Wunderbaum so viel Freiraum wie möglich.

- Wiederholen Sie wichtige Informationen öfters, denn sie hat so viele „Ideen im Kopf" und kann dadurch leichter etwas vergessen.

- Geben Sie ihr besonders wichtige Informationen schriftlich.

- Nützen Sie die Kreativität von Frau Wunderbaum, dies kann für die Betreuung und die Station positiv sein.

- Pünktlichkeit ist keine Stärke von Frau Wunderbaum, planen Sie daher einen „Zeitpolster" ein.

- Lassen Sie Frau Wunderbaum wenn möglich immer Alternativen, denn sie möchte entscheiden.

- Es sind ihr Äußerlichkeiten wie gute Kleidung, Kosmetik und allgemeine Attraktivität sehr wichtig. Sie würde sich in einem Spitalshemd furchtbar fühlen, daher achten Sie darauf, dass sie ihre persönlichen Gegenstände und Utensilien verwenden kann.

Was würde zum Konflikt führen?

Frau Wunderbaum sieht sich gerne im Zentrum des Geschehens. Hat sie das Gefühl, nicht wichtig genommen zu werden, so fordert sie meist sehr heftig mehr Aufmerksamkeit. Sie schätzt Individualität und persönliche Betreuung. Sie benötigt ihre Freiräume und besteht auf ihr Recht zu entscheiden. Muß sich Frau Wunderbaum zu sehr den Vorgaben und Stationsrichtlinien anpassen, so erweckt das ihren Widerstand und kann leicht zum Konflikt führen. Sie bringt gerne Ideen ein und ist auch aufgeschlossen gegenüber neuen Methoden oder Therapien. Werden ihre Vorschläge kategorisch abgelehnt, fühlt sie sich eingeengt und bevormundet. Sie reagiert dann meist sehr uneinsichtig und beleidigt und ist weiteren Argumenten nicht mehr zugänglich.

Sicher haben Sie bemerkt, dass Ihnen ein Patient von seiner Art her sympathischer ist als die anderen oder dass Ihnen ein Typ eher zusagt. Mit einem Verhalten können Sie leichter umgehen und mit einem anderen weniger. Natürlich sind derartige Zuordnungen immer sehr grob. Trotzdem erleichtern sie uns oft die Kommunikation, bieten Erklärungen für Konflikte oder vereinfachen den Umgang mit anderen Menschen. Auch könnte man sich selbst vielleicht eher dem einen Typus oder der anderen Persönlichkeit zuordnen. Sie können auch einmal überlegen, wo Sie sich selbst zuordnen würden, und einmal versuchen sich selbst einzuschätzen. Sie finden im Anhang die entsprechenden Raster und Zuordnungen.

Vielleicht interessiert es Sie aber auch zu erfahren, wie Sie von anderen eingeschätzt werden. Sie können also zwei Personen, die Sie kennen, bitten, Sie anhand der Beschreibungen (siehe Anhang) einzuschätzen. Besonders spannend ist es zu erfahren, was der andere bei Ihnen bemerkt, warum er Sie so eingeordnet hat. Sicher werden Sie Eigenschaften von jedem Typus besitzen, wahrscheinlich ist aber ein Typ, eine Zuordnung besonders im Vordergrund. Es gibt natürlich unzählige Variationen und Möglichkeiten dieser Typen oder Zuordnungen. Aber in der Regel ist bei einem Menschen ein Typ mehr ausgeprägt als die anderen. Der Individualität des einzelnen Patienten, der einzelnen Pflegeperson, einfach des einzelnen Menschen gerecht zu werden ist eine besondere Herausforderung. Auch wenn solche Zuordnungen nie hundertprozentig stimmen können, so ist allein das Wissen darüber eine Hilfe leichter mit bestimmten Verhaltensweisen umzugehen. Die Typen wurden von Fritz Riemann 1975 als die vier Grundcharaktertypen beschrieben (Riemann 1975). Keines der Muster ist besser oder schlechter als das andere, nur wenn eines davon übermäßig stark überwiegt, führt dies zu Problemen.

Auch Virginia Satir hat in ihrer Arbeit immer wieder vier Verhaltensmuster beobachtet, die Menschen zeigen, wenn sie unter Streß stehen und gleichzeitig ihr Selbstwertgefühl erschüttert ist. Wenn sich jemand in einer derartigen Situation befindet, dann verhält er sich entweder beschwichtigend, beschuldigend, rationalisierend oder er lenkt ab (Satir 1999).

Beschwichtigen – also alles tun, damit der andere nicht wütend wird

■ *Es ist doch ganz harmlos ...*

Ich bin hilflos. Ich fühle mich wie ein Nichts.

Der Beschwichtiger versucht zu gefallen, er entschuldigt sich dauernd und ist nie entgegengesetzter Meinung. Er ist der Ja-Sager, der durch die Art, wie er redet, den Anschein erweckt, er kann nichts alleine tun, er braucht immer jemanden, der ihm hilft.

Beschuldigen – alles tun, damit der andere einen als stark einschätzt

■ *... und wenn der andere dann beleidigt weggeht, ist das doch schließlich seine Schuld ...*

Du machst einfach alles falsch. Was ist los mit dir?

Der Ankläger sucht ständig nach Fehlern, er ist die Hauptperson, die andere von oben herab behandelt. Seine Stimme ist hart, fest, laut und oft auch schrill.

Rationalisieren – alles tun, damit etwas harmlos aussieht, obwohl man es als sehr bedrohlich empfindet

■ *... große Worte und intellektuelle Konzepte sollen über den wahren Zustand des eigenen Selbstwertgefühls hinwegtäuschen ...*

Also, man muß das doch ganzheitlich sehen.

Der Rationalisierer ist sehr korrekt, sehr vernünftig und lässt keine Gefühle erkennen. Er ist ruhig und seine Stimme klingt eher monoton. Sage stets das Richtige, zeige kein Gefühl und reagiere nicht.

Ablenken – so tun, als würde gar keine Bedrohung existieren

■ *... und wenn das als bedrohlich Empfundene lange genug ignoriert wird, verschwindet es vielleicht wirklich ...*

Die Worte, die er sagt, beziehen sich nicht auf das, worum es gerade geht.

Der Ablenker schweift ab, ignoriert die Fragen von anderen oder er zieht irgendwelche imaginären Fäden aus seiner Kleidung. Seine Stimme kann wie ein Singsang klingen, ohne wirklichen Bezug zum Inhalt zu haben.

Ein derartiges Verhaltensmuster wird dann notwendig, wenn jemand so unter Druck ist, dass er sich seine Reaktionen nicht mehr aussuchen kann. Sie können sich für sich überlegen, zu welchem Muster Sie eher neigen, wenn Sie in Bedrängnis kommen. Mit welchem Verhalten können Sie besser umgehen und mit welchem weniger gut? Es gibt natürlich noch eine weitere Art zu reagieren. Diese Art ist die Übereinstimmung von Gefühl, von Selbstwert und dem, was jemand in der Situation dann macht. Man nennt dies kongruent. Die Worte passen mit dem Gesichtsausdruck, mit der Körperhaltung und mit der Stimme zusammen. Wenn Sie sich kongruent verhalten, entschuldigen Sie sich, wenn Sie etwas getan haben, das nicht in Ihrer Absicht lag. Sie entschuldigen sich aber für Ihr Verhalten und nicht dafür, dass Sie existieren, wie der Beschwichtiger das tut. Wenn Sie jemanden anderen kritisieren, dann kritisieren Sie eine Sache oder ein Verhalten und nicht die andere Person als solche, wie der Ankläger das tut. Wenn Sie etwas erklären oder intellektuelle Gespräche führen, dann tun Sie das nicht wie eine Maschine, wie der Rationalisierer es tut. Und wenn Sie sich mit etwas anderem beschäftigen möchten, dann tun Sie das ohne großes Aufsehen, wie der Ablenker es tut.

Wenn jemand sich nicht kongruent verhält, sind es in der Regel Ängste, die ihn davon abhalten. Angst, einen Fehler zu machen, Angst, jemandem zu mißfallen, Angst, verlassen zu werden. Es könnte auch der andere denken, dass ich zu nichts fähig bin, oder es könnte mich jemand kritisieren. Kongruent zu sein aber ermöglicht es einem selbst, sich als intakte Person zu erleben und in einer Situation das zu tun, was auch mit den eigenen Gefühlen und den gegebenen Rahmenbedingungen übereinstimmt. Kongruente Menschen sind starke Menschen, die es auch dem anderen erlauben können sich so zu verhalten, wie er sich fühlt. Sie können bewusst etwas zulassen und sie können Grenzen aufzeigen. Dadurch können sie weniger aufreibende Arten des Umgangs mit Konflikten finden und tatsächlich etwas verändern. Häufige Gründe für Konflikte im Gesundheitssystem sind unter anderem Beschwerden über Pflegefehler, mangelnde Zuwendung, sonstige Versäumnisse oder Aufklärungsmängel. Natürlich müssen zuerst der sachliche Hintergrund und die Fakten geklärt werden. Trotzdem stellt sich auch die Frage, inwieweit nicht einfach das Umgehen mit den verschiedenen Persönlichkeiten hier einfließt. Das Eingehen auf die unterschiedlichen persönlichen kommunikativen Bedürfnisse kann hier einen wesentlichen Schritt zur Verbesserung des gesamten Pflegeprozesses leisten. Die Veränderung beginnt jedoch damit, dass wir als Person ein gutes Selbstwertgefühl entwickeln und dadurch, dass wir selbst kongruent sind, es auch dem anderen erlauben können. Dann wird es möglich zu berücksichtigen, worauf es dem anderen besonders ankommt, wir können eher darauf eingehen und die Verständigung wird einfacher.

Egal zu welchem Zeitpunkt der Patient zur Aufnahme kommt, gehen Sie davon aus, dass dieser Umstand meist nicht beeinflussbar ist. Der Patient kann sich eine Aufnahme in ein Krankenhaus oft nicht aussuchen. Umso wichtiger ist, dass

Sie sich dessen bewusst sind und die vielleicht nicht ganz optimalen Rahmenbedingungen der Aufnahme keinesfalls auf den Patienten übertragen. Bedenken Sie auch, dass Ihnen natürlich durch Ihre Arbeit an der Station die Umgebung und die ablaufenden Tätigkeiten sehr vertraut sind und Ihnen Sicherheit geben. Der Patient jedoch kommt in eine fremde Umgebung. Alles ist neu und ungewohnt und er weiß auch nicht, was mit ihm jetzt weiter geschieht. Dazu kommt noch, dass er ja hier ist, weil er krank ist, und das alleine reicht aus, dass ein Mensch beunruhigt oder verängstigt ist. Auch wenn wir gewohnt sind in einem Krankenhaus zu arbeiten, würde es uns, wenn wir selbst als Patient aufgenommen werden, sehr ähnlich gehen.

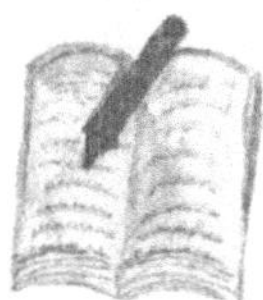

Tipps für die Praxis

- Gehen Sie auf den Patienten zu und begrüßen Sie ihn.

- Wenn Sie ihn gleich bei der Aufnahme mit seinem Namen ansprechen, ist das viel persönlicher.

- Bleiben Sie bei den Tatsachen. Der Patient weiß nicht, dass er vielleicht zum falschen Zeitpunkt kommt, denn er kann den Zeitpunkt der Aufnahme meist nicht bestimmen.

- Der Patient hat ein Recht auf eine angenehme Atmosphäre bei der Aufnahme ins Krankenhaus.

- Geben Sie dem Patienten die Gelegenheit, seine Erwartungen hinsichtlich pflegerischer Betreuung zu äußern.
  (... ich muß in der Nacht oft aufstehen ... mein Fuß muß jeden Tag verbunden werden ...)

Unsere Sinnesorgane
und ihre Bedeutung
im Gespräch mit dem Patienten

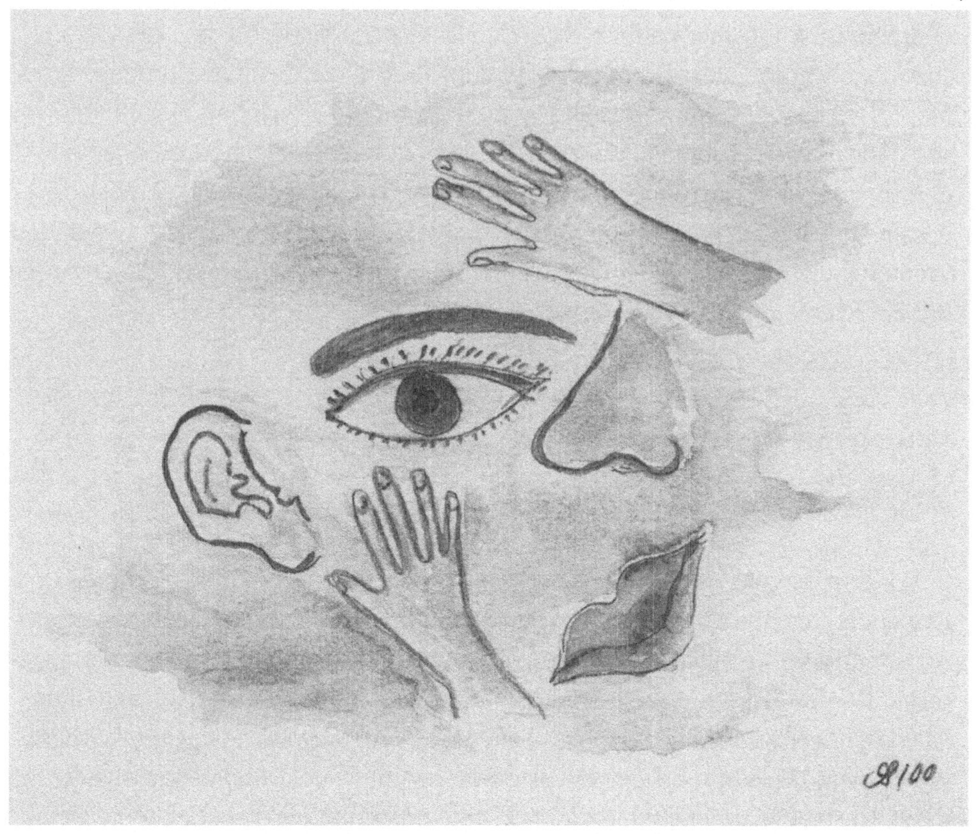

Bevor wir ein Gespräch mit dem Patienten führen, sehen wir diesen Menschen, wir hören, was er sagt oder wie er atmet, wir riechen vielleicht etwas und wenn wir ihm die Hand geben, spüren wir den Druck seiner Hand, die Wärme, Kälte, Feuchtigkeit und die Haut. Der erste Kontakt mit einer Person ist somit geprägt von persönlichen Wahrnehmungen. Schon in diesen Augenblicken wird sich entscheiden, wie wohl sich der Patient und wie wohl Sie sich in dieser Beziehung fühlen werden. Es kann sein, dass Sie den Patienten auf Anhieb sympathisch finden oder auch auf Anhieb ein eher ungutes Gefühl haben. Es ist möglich, dass er Eigenschaften hat, die Sie positiv bewerten, wie zum Beispiel Pünktlichkeit. Oder dass er die notwendigen Unterlagen griffbereit hat, vielleicht lächelt er einfach freundlich. Auch wir selbst haben vielleicht so manche Eigenschaft, die wir bei unserem Gegenüber wahrnehmen. Je ähnlicher wir die andere Person empfinden, desto eher wird unsere Beziehung angenehm und positiv verlaufen. Natürlich kann auch das Gegenteil eintreten. In diesem Fall werden wir eher negativ bewerten. Zumindest versuchen wir unsere Meinung, unseren Eindruck zu bestätigen. Herr Ordnung ist schon sehr korrekt, eigentlich ist er pedantisch. Na, das kann ja anstrengend werden. Bevor wir uns weiter inhaltlich in die Gesprächsführung vertiefen, ist ein Blick zur Wahrnehmung wichtig. Es klingt einfach und logisch, dass wir so handeln, wie wir fühlen. Manchmal tun wir aber auch genau das Gegenteil dessen, von dem wir glauben, dass es jetzt richtig wäre. Unser Wissen über diese Zusammenhänge kann die Beziehungen zu anderen Menschen vielleicht verändern. Wenn wir dieses Wissen aber einsetzen und bewusst wahrnehmen, werden unsere Beziehungen auf jeden Fall verändert.

Bestimmt unsere Wahrnehmung unser Verhalten?

Wir erfahren die Welt durch Sehen, Hören, Riechen, Schmecken, Berühren und Empfinden und geben diesen Informationen dann Bedeutungen. Sprache benutzen wir, um unsere Gedanken und unser Verhalten zu ordnen und uns anderen mitzuteilen. Wie wir unsere Wahrnehmungen nutzen und wie wir uns dann verhalten, ist von uns selbst beeinflussbar. Das heißt, die Wege, wie wir reagieren, können wir wählen. Dieses Grundverständnis ist der zentrale Punkt und die Voraussetzung dafür, Gespräche und Beziehungen mit anderen Menschen zu verändern. Wie auch immer unsere Umgebung tatsächlich sein mag, wir nutzen unsere eigenen Sinne um sie zu erforschen und zu begreifen. Da es aber nicht möglich ist, alle Eindrücke aufzunehmen, ist es notwendig, einige davon einfach wegzulassen. Die Vielfalt unserer Umgebung ist unermesslich reich. Wir müssen auswählen, das heißt, wir filtern Wahrnehmungen aus. Die gefilterten Informationen jedoch werden anschließend noch einmal ausgewählt. Je nach unserer, für jeden Menschen einzigartigen, Kombination von Erfahrungen, Werten, Einstellungen, Interessen und Annahmen suchen wir wieder jeweils diejenigen Informationen heraus, die in unser Bild der Welt (und wie sie sein könnte) passt. Je nachdem, ob ein Architekt, ein Modedesigner oder ein Restaurantbesitzer durch die Stadt spazieren, werden sie unterschiedliche Dinge wahrnehmen. Jeder von ihnen wird auf diese Eindrücke achten, die für ihn von besonderem Interesse sind. Der Schwerpunkt, auf den wir unsere Wahrnehmung gerade legen, wird zusätzlich noch ganz wesentlich davon beeinflusst, wonach wir gerade suchen. Je nachdem, ob Sie durch die Straßen gehen um sich ein neues Kleid zu kaufen oder auf der Suche nach einem Kaffeehaus sind, werden Sie Ihre Aufmerksamkeit auf unterschiedliche Eindrücke legen und danach Ausschau halten. Wenn Sie nach einem Kaffeehaus suchen, haben Sie vielleicht gar nicht den roten Pullover in der Auslage gesehen, der Ihnen sonst sofort ins Auge stechen würde. Aber all das, was wir wahrnehmen, sind nur Einzelteile eines Gesamten, sind nur individuell zusammengestellte Bilder der tatsächlichen Umgebung. Entsprechend dieser Bilder handeln wir dann und machen so wiederum unsere Erfahrungen. Jeder Mensch schafft sich so seine eigene Wirklichkeit.

Betrachten Sie das folgende Bild. Was können Sie erkennen?

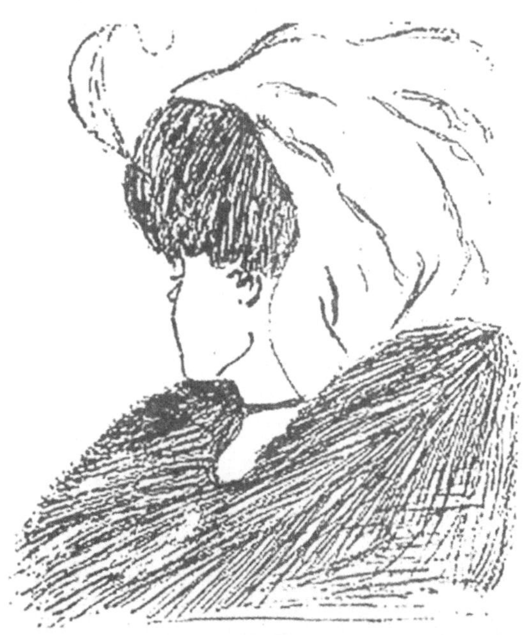

Quelle: Strauss (1973)

Haben Sie eine alte oder junge Frau erkannt? Oder beide? Wenn Sie nur eines der beiden Gesichter sehen, versuchen Sie jetzt das andere Gesicht zu erkennen. Ein und dasselbe Bild. Trotzdem können wir es unterschiedlich wahrnehmen. Zeigen Sie das Bild Ihren Kollegen oder Freunden und Sie werden sehen, auch diese kommen zu unterschiedlichen Ergebnissen.

So nun wieder zurück zum Stationsalltag. Ist es Ihnen noch nie passiert, dass Sie von „netten oder lieben Patienten" sprechen, aber oft genauso von „schwierigen Patienten"? Haben Sie noch nie zu einer Kollegin oder Kollegen gesagt: „Mit dem oder der kann ich nicht."? Jeder von uns kennt diese Gefühle – nur es unterscheidet uns die Art, wie wir mit unseren Gefühlen und Wahrnehmungen umgehen. Voraussetzung dafür ist das Bewusstsein über unsere Wahrnehmungen. Nur so können wir den ersten Kontakt mit einem anderen Menschen, mit unseren Patienten beeinflussen. Dabei dürfen wir aber keinesfalls vergessen, dass Wahrnehmung natürlich nicht einseitig ist sondern dass unsere Patienten ihre Eindrücke und Erwartungen ins Krankenhaus mitbringen. So haben auch die Patienten ein ganz bestimmtes Bild von Pflegepersonen oder ganz bestimmte Wünsche und Erwartungen an ihren Stationsaufenthalt und an das Verhalten der Pflegepersonen ihnen gegenüber. Viele unserer Wahrnehmungen sind auch mit Vorurteilen oder Interpretationen verknüpft.

Betrachten Sie dieses Bild und beschreiben Sie, was Sie sehen:

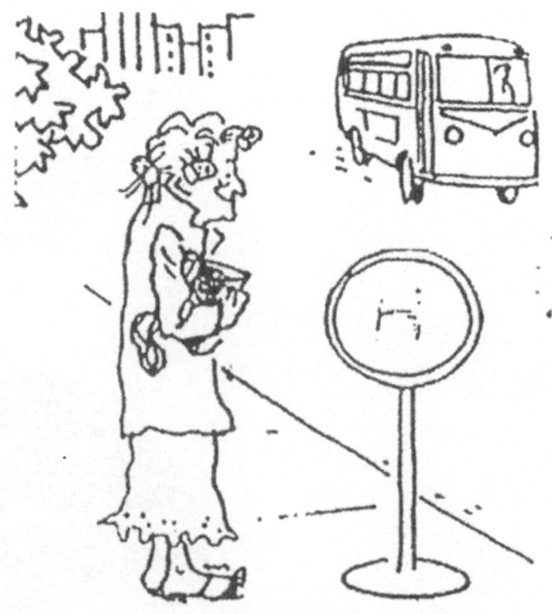

Quelle: Houts und Scott (1988)

Haben Sie tatsächlich nur das beschrieben, was Sie gesehen haben, oder haben Sie auch eigene Gedanken damit in Verbindung gebracht? Wie haben Sie die Frau beschrieben? Wie war sie gekleidet? War sie klar bei Verstand oder war sie verwirrt? Manchmal wird diese Person als verwirrte alte Frau aus einem Pensionistenheim beschrieben. Sie findet nicht mehr nach Hause zurück und steht im Nachthemd an der Bushaltestelle. Tatsächlich aber sieht man nicht mehr als eine bekleidete Frau. Im Hintergrund ist ein Autobus.

Sollten Sie tatsächlich nur das beschrieben haben, was Sie sehen konnten, dann herzlichen Glückwunsch. Sie sind sich bereits Ihrer Wahrnehmungen und Ihrer Interpretationen bewusst.

Wenn Sie wollen, können Sie es noch einmal versuchen:

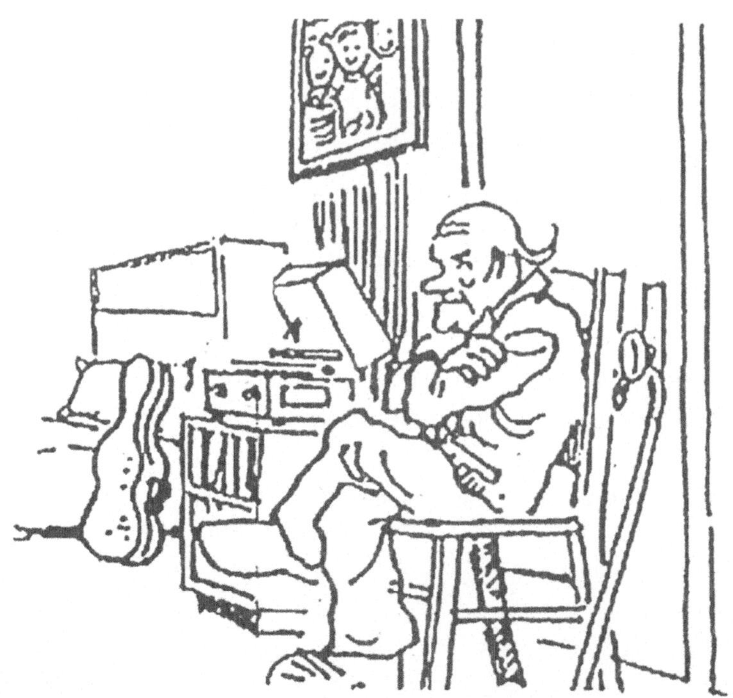

Quelle: Houts und Scott (1988)

So ähnlich wie in diesen Beispielen kann es im Stationsalltag vorkommen. Es können einem Patienten bestimmte persönliche Wahrnehmungen oder Erfahrungen zugeordnet werden. Dies geschieht, ohne sich darüber bewusst zu sein und sich zu fragen: Was sehe ich tatsächlich? Was sind meine persönlichen Interpretationen? Beispielsweise kann angenommen werden, dass bei alten Menschen auch gleichzeitig große Pflegeabhängigkeit besteht. Es kann auch ein hohes Lebensalter mit „verwirrt" in Verbindung gebracht werden. Genauso kann bei Patienten, die auf Sonderklasse liegen, der Gedanke entstehen, dass diese besonders anspruchsvoll und schwer zufrieden zu stellen sind.

Diese Beispiele sind vielleicht verallgemeinert, denn Ihr persönlicher Eindruck und Ihre Wahrnehmung wurden noch gar nicht miteinbezogen. So kann es sein, dass Frau Wunderbaum Sie an Ihre geliebte Oma erinnert oder dass Sie in Herrn Sachlich Ihren von Ihnen gefürchteten Lehrer sehen. Vielleicht haben Sie auch eine Abneigung gegen bestimmte äußere Erscheinungsbilder. Langes Haar bei einem Mann kann gefallen oder nicht. Sie können ihm dem Begriff „trendy" zuordnen, aber genauso kann dies bei jemand anderem eher den Eindruck von schlampig oder ungepflegt erwecken. Auch dicke Menschen werden unterschiedlich wahrgenommen. Sie können sie als undiszipliniert und nicht gesundheitsbewusst empfinden oder eher der Ansicht sein, dass dicke Menschen gemütlich sind. Bestimmt fallen Ihnen beim Lesen dieser Zeilen noch einige Beispiele ein.

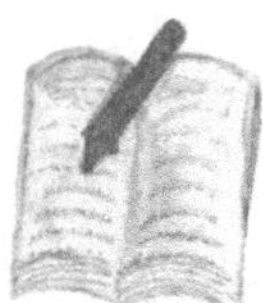

Tipps für die Praxis

- Seien Sie sich Ihrer persönlichen Wahrnehmung bewusst und erkennen Sie die damit verbundenen Zusammenhänge.

- Denken Sie daran – was Sie wahrnehmen beeinflusst, wie Sie sich verhalten.

**Aber nun lassen Sie uns kurz
aus dem Alltag aussteigen
und unternehmen Sie mit uns ...**

Eine Reise in die Sinnessysteme ...

Augen – Fenster zur Welt ...

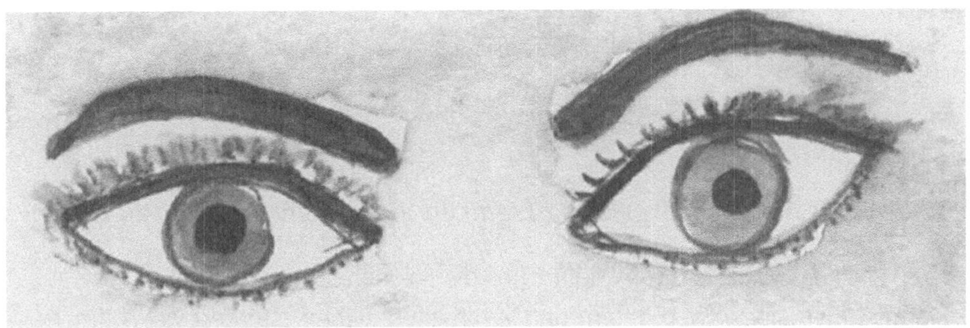

Lehnen Sie sich zurück, atmen Sie tief durch und...
Versuchen Sie einmal... ganz Auge zu sein.
Schauen Sie sich um...
Nehmen Sie wahr...
was es rund um Sie gibt,
ob Sie eher auf große Dinge achten
oder auf Details?
Achten Sie auch darauf, was mit Ihnen passiert,
wenn Sie ganz Auge sind...
mit Ihrer Atmung ... und

Strecken Sie nun beide Arme aus.
Formen Sie mit Ihren Zeigefingern und Daumen einen Kreis
und schauen Sie durch.

Was sehen Sie?

Innerhalb des Kreises sehen Sie fokussiert und scharf,
schauen Sie dorthin und bleiben Sie mit Ihren Augen dort.
Sie sehen aber auch, was rund um Ihren Fingerkreis ist,
weniger scharf.
Hier können Sie trotzdem gut Bewegungen wahrnehmen.

Versuchen Sie jetzt, Ihre Wahrnehmung zwischen dem,
was Sie in Ihrem Fingerkreis sehen, und dem,
was Sie rundherum sehen, schweifen zu lassen.
Schwenken Sie mit Ihrer Aufmerksamkeit zwischen Fokus
und Peripherie hin und her.

Seien Sie noch einmal ganz Auge ...

Und dann... richten Sie Ihre Aufmerksamkeit
wieder hier auf diese Zeilen und dieses Buch.

Wozu ist es nützlich, alle Aufmerksamkeit auf ein Sinnessystem zu richten?

Speziell das visuelle System liefert uns die meisten Informationen, die wir wahrnehmen, auswählen, filtern und verarbeiten. Sehen erfordert viel Aufmerksamkeit. Deshalb ist es auch die beste und schnellste Entspannung nur einmal die Augen zu schließen. Fokussieren zu können, bestimmte Anteile unserer Umgebung scharf wahrzunehmen und gleichzeitig immer wieder zum „Rundherum", der Umgebung, schwenken zu können, ist enorm wichtig.

Stellen Sie sich ein Gespräch mit einer Person vor. Schauen Sie auf das Gesicht Ihres Gesprächspartners. Speziell auf die interessanten Augen Ihres Gegenübers. Jetzt nehmen Sie sicher peripher gar nicht mehr wahr, dass Ihr Gesprächspartner schon ungeduldig mit den Fingern auf den Tisch klopft.

Das bedeutet für den Stationsalltag – setzen Sie Ihre Augen bewusst ein. Nicht nur das gesagte Wort des Patienten ist wichtig, sondern auch Ihre persönliche Beobachtung. Durch gezieltes Beobachten gewinnen Sie viele Informationen.

So können Sie zum Beispiel

- Erscheinungsbild (persönliche Hygiene, Hautfarbe, Bekleidung, körperliche Verfassung ...)

- Körpersprache und Mimik (weint, lächelt, zittert ...)

- Mobilität (benützt Stock, geht selbständig, langsamer Gang, hinkt mit dem linken Bein ...) sehen.

Nicht nur für uns, auch für unseren Gesprächspartner ist das visuelle System ein bedeutendes Informationssystem. Wenn es sich nicht um blinde oder stark sehbehinderte Menschen handelt, ist es sehr wirksam dieses Sinnessystem auch anzusprechen und zu aktivieren. Etwas auch bildlich darzustellen, zu visualisieren, wird in Verhandlungen, Seminaren oder bei Vorträgen schon lange als wirksames Mittel verwendet. Es dient dazu Erläuterungen zu geben, Ergebnisse darzustellen, Fortschritte aufzuzeigen oder Vereinbarungen sichtbar zu machen. Auch in der Kommunikation mit Patienten erfüllt dieses Visualisieren seinen Zweck und könnte wesentlich stärker eingesetzt werden. Durch Aufschreiben oder Aufzeichnen kann vieles deutlicher und sichtbarer gemacht werden. Ein Bild sagt mehr als tausend Worte – dies haben wir alle schon vor allem beim Verstehen schwieriger Sachverhalte kennengelernt. Die Aufmerksamkeit des Patienten kann fokussiert werden. Damit wird es dem Patienten erleichtert sich zu konzentrieren, sich etwas vorzustellen oder vielleicht auch etwas besser zu verstehen. Einzelinformationen können zu einem Ganzen zusammengefaßt werden. Etwas bildlich oder schriftlich für den anderen sichtbar zu machen ermöglicht dem Patienten, vom passiven Zuhörer und Informationsempfänger zum aktiven Gesprächsteilnehmer zu werden. Es ist auch möglich den Patienten selbst auf seine Art und Weise das festhalten zu lassen, was er sich so leichter und besser merken kann. Indem die Pflegeperson zum Visualisieren auffordert, bindet sie den Patienten aktiv mit ein, führt sie von Passivität zur Aktivität und bringt im wörtlichen Sinn Bewegung in das Gespräch. Visualisieren ist nicht nur schreiben, sondern auch zeichnen oder skizzieren. Alles, was der Beteiligung und der verstärkten Einbindung des Patienten dient, vor allem auch Kombinationen, sollten verwendet werden. Wir erinnern uns auch nur an zwanzig Prozent von dem, was wir hören, aber an dreißig Prozent von dem, was wir sehen. Wenn durch Visualisieren von Gesprächen neben unseren Ohren auch unsere Augen aktiviert werden, fällt es uns also leichter zu verstehen und uns verständlich zu machen. Ist es nicht das, was wir auch für und von unseren Patienten möchten?

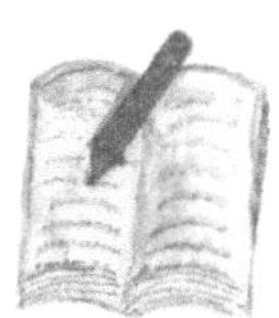

Tipps für die Praxis

- Setzten Sie Ihre Augen als Wahrnehmungssystem bewusst ein – was können Sie im Gespräch mit einem Patienten beobachten?

- Halten Sie wichtige Inhalte schriftlich fest.

■ Beziehen Sie den Patienten in Ihre schriftlichen Aufzeichnungen mit ein.

■ Geben Sie auch Ihrem Patienten die Gelegenheit etwas aufzuschreiben oder aufzuzeichnen.

■ Geben Sie wichtige Informationen nicht nur mündlich, sondern auch schriftlich.

■ Gestalten Sie anschauliche Informationsblätter an Ihrer Station.

■ Benützen Sie einfache Bilder, Skizzen oder Fotos um Abläufe zu erklären.

■ Wenn möglich, zeigen Sie dem Patienten die Station.

Einmal ganz Ohr sein ...

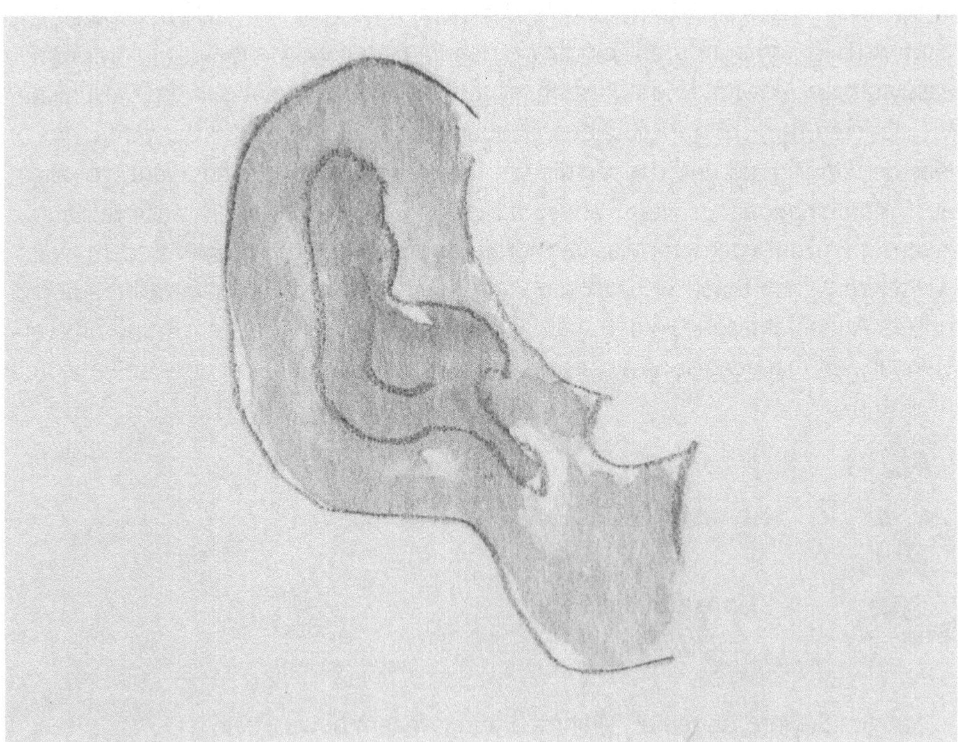

Vielleicht haben Sie jetzt Lust dieses Buch kurz wegzulegen, die Augen zu schließen und einmal ganz Ohr und Gehör zu sein. Nehmen Sie sich einige Momente Zeit und hören Sie und stellen Sie für sich selbst fest, was Sie in den nächsten Minuten nur hören können ...

■ Was haben Sie gehört?

■ Waren es Geräusche von außen?

■ Geräusche im Raum? Die eigene Atmung?

Versuchen Sie mit folgender Idee zu spielen:
Machen Sie Ihre Ohren ganz groß und richten Sie Ihr Ohr
wie ein Hörrohr auf Orte, die Sie kennen,
die weiter weg sind.
Vielleicht können Sie hören, was gerade am anderen Ende
Ihres Wohnortes in einer Wohnung zu hören ist.

Oder vielleicht können Sie hören,
was es gerade am Mittelmeer zu hören gibt? Am Strand?

Vielleicht gehen Sie noch weiter ...
bis hinaus ins Weltall ...
So weit hinaus, bis dort nichts mehr ist,
und lauschen Sie ...

Möglicherweise haben Sie jetzt auch eine Mischung von inneren und äußeren Sinneserfahrungen erzeugt. Die meisten von uns haben eine innere Stimme, die einen inneren Dialog führt. Sie fragen sich selbst: Was soll das?

Vielleicht wiederholen Sie Argumente, hören, was jemand zu Ihnen einmal gesagt hat, oder sprechen generell Dinge mit sich selbst durch. Manchmal sind wir so beschäftigt mit unserem eigenen inneren Dialog, dass wir nach außen nur sehr eingeschränkt reagieren können. Stellen Sie sich vor, Sie lernen jemanden kennen, über den Sie schon viel gehört haben. Während Sie ihm vorgestellt werden, fragen Sie sich schon, was Sie mit diesem interessanten Menschen reden könnten.
Welchen Eindruck wird er von mir haben? Wie kann ich mich am besten darstellen? Warum habe ich gerade heute meine älteste Kleidung angezogen? Und noch ehe Sie zu Ergebnissen gekommen sind, hat dieser wunderbare Mensch, den Sie doch unbedingt kennen lernen wollten, freundlich gelächelt, sich wieder umgedreht und ist gegangen.

Im Stationsalltag ist es oft so, dass Sie den Patienten durch Erzählungen von Ihren Kollegen kennen lernen. Sie hören also das erste Mal von einem Patienten – es sei denn, Sie haben den Patienten persönlich an Ihrer Station aufgenommen. Es wird Ihnen ein Patient zu Dienstbeginn vorgestellt und Sie bekommen Ihre Erstinformation durch eine Kollegin oder einen Kollegen. Sie hören im Rahmen der Übergabe allgemeine Daten des Patienten, Aufnahmegrund oder irgendwelche Besonderheiten. Aber oft ist es auch so, dass Sie nicht nur sachliche Daten hören, sondern auch verschiedene Kommentare Ihrer Kollegen. So heißt es vielleicht, Frau Wunderbaum ist eine sehr nette und kooperative Patientin. Ihr Kollege könnte aber auch berichten, dass Frau Wunderbaum wegen jeder Kleinigkeit läutet oder dass sie sehr ängstlich ist. Auch in dieser Situation sind Sie in einem Dialog mit sich selbst, Sie haben Ihre Aufmerksamkeit zum Teil nach innen gerichtet und überlegen vielleicht schon, wie Ihre erste Begegnung mit Frau Wunderbaum sein wird. Dabei haben Sie die Patientin noch gar nicht persönlich kennen gelernt. So kann es sein, dass schon alleine durch diese erste Information über einen Patienten ein verfälschtes Bild entsteht und Sie mit einer vorgefassten Meinung mit ihm in Kontakt treten.

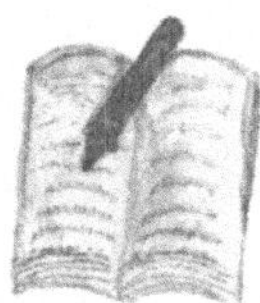

Tipps für die Praxis

- Hören Sie bei der Dienstübergabe aufmerksam zu. Versuchen Sie nur die sachlichen und objektiven Daten aktiv aufzunehmen.

- Erkennen Sie Interpretationen, nur so ist es möglich, Tatsachen von Meinungen darüber zu unterscheiden.

- Versuchen Sie selbst sachliche Dienstübergaben durchzuführen. Beschreiben Sie, was Sie tatsächlich sehen, hören, ertasten oder riechen konnten, und nicht, was Sie sich dazu denken. Also keine Interpretationen.

Die Patientin war heute sehr unruhig

Die Patientin hat heute zweimal den Inhalt ihrer Nachttischschublade auf den Boden geleert

Das Hören und Zuhören bekommt besondere Bedeutung, wenn der Patient schlecht sieht oder wenn das Sehen dadurch eingeschränkt ist, weil er flach im Bett liegt und nur die Zimmerdecke sehen kann. So können in einer ungewohnten Umgebung Geräusche nicht eingeordnet werden und Angst machen. Deshalb ist es für diesen Patienten besonders wichtig wahrzunehmen, dass jemand in seiner Nähe oder für ihn da ist. Wie beruhigend ist es da einen anderen Menschen zu hören, der mit deutlicher und angenehmer Stimme spricht. Diese Stimme zu hören gibt Sicherheit und Zuwendung. Die Voraussetzung um jemandem aufmerksam zuhören zu können ist mit seiner eigenen Wahrnehmung beim anderen zu sein. Deshalb ist es hilfreich zu wissen, wo Sie gerade sind. Damit ist natürlich nicht der Ort gemeint, sondern wo Sie mit Ihren Gedanken sind. Was heißt das? Zugegeben, es klingt etwas kompliziert, aber in Wirklichkeit ist es ganz einfach. Denken Sie an eine Situation bei Ihnen zu Hause. Sie essen mit Ihrem Partner. Sie sitzen ihm gegenüber und hören ihm oder ihr zu. So scheint es jedenfalls. Es kann nämlich sein, dass Sie im Kopf – mit Ihren Gedanken – ganz woanders sind. Sie denken an Ihre Arbeit oder daran, was Sie morgen alles erledigen müssen. Diese Gedanken sind für Sie sehr wichtig, denn es ist unmöglich ständig Ihre Aufmerksamkeit nach außen oder auf andere Personen zu richten. Hilfreich ist es aber wenigstens für sich selbst zu wissen, ob Sie mit Ihren Gedanken bei sich sind („Gedanken im Kopf") oder Ihre Wahrnehmung nach außen gerichtet haben. Solange Sie mit sich selbst im Dialog sind, können Sie nicht die Aufmerksamkeit für die Ereignisse um Sie herum haben, die in diesem Moment notwendig wäre. Es ist daher wichtig zumindest einmal Klarheit darüber zu erlangen, in welchem Zustand man sich gerade befindet und dann auch flexibel genug zu sein diese Zustände ändern zu können. Spielen Sie einfach einmal damit, Ihre Aufmerksamkeit nach innen zu richten (sich selbst wahrzunehmen) und dann nach außen zu richten (ins Hier und Jetzt und zu den Reizen, die Sie von außen gerade wahrnehmen können) und zwischen den beiden Zuständen wie mit einem Scheinwerfer hin- und herzupendeln.

Es erfordert etwas Übung dies auch bewusst steuern zu können. Es wird keine besonders erfolgreiche und zufriedenstellende Unterhaltung mit einem anderen Menschen, wenn Sie eigentlich dabei sind sich mit sich selbst zu unterhalten. Den Zustand, in dem unsere Sinne auf die äußere Welt eingestellt sind, könnte man auch mit „Nach-außen-gerichtet-sein" bezeichnen. Wenn Sie tagträumen, planen, phantasieren, ist der Zustand „nach innen gerichtet". Unser Alltagsbewusstsein ist eine Mischung aus interner und externer Wahrnehmung. Mit diesen Zuständen können Sie verschiedene Dinge tun. Wie oben beschrieben, ist es bei Ereignissen, die unsere Aufmerksamkeit erfordern, gut, die Wahrnehmung nach außen fokussieren zu können. Es ist aber genauso wichtig die Aufmerksamkeit auch nach innen richten zu können. Dies gilt für Momente, in denen wir uns entspannen wollen oder unsere inneren Kräfte und einzigartigen inneren Fähigkeiten nutzen wollen. Auch bei der täglichen Arbeit ergeben sich Situationen, wo es vielleicht schwer fällt die Aufmerksamkeit nach außen zu richten. Sie sprechen mit dem Patienten, jedoch sind Ihre Gedanken nach innen gerichtet, weil es zum Beispiel noch so viele unerledigte Aufgaben gibt. Oder Sie überlegen schon die nächsten Arbeitsschritte, machen sich Gedanken über die nächste Dienstbesetzung und darüber, dass die Blutabnahme von Frau M. noch gemacht werden muss. Bei diesen Beispielen sind aber noch gar keine privaten Gedanken mitgerechnet. Wer kennt nicht den Ausdruck: „Die Susi ist mit ihrem Kopf bereits auf Urlaub"? Wie oft denken Sie, ob auch zuhause alles funktioniert, oder Sie sorgen sich um Ihr krankes Kind. In diesen Situationen fällt es besonders schwer die Aufmerksamkeit „nach außen" zu richten. Es kann sein, dass wesentliche Aussagen von Patienten dann nicht gehört werden oder der Patient unzufrieden ist, weil er keine zufriedenstellenden Antworten auf seine Fragen bekommt. Richten wir bei einem Gespräch die Aufmerksamkeit auf unseren Gesprächspartner, auf die Worte, die er verwendet, um etwas auszudrücken, dann gelingt es uns auch besser tatsächlich zuzuhören. Unklarheiten fallen uns schneller auf. Es wird dadurch möglich fehlende Informationen zu erfragen und das, was dem anderen wichtig ist, auch wirklich zu verstehen. Richten wir bei einem Gespräch die Aufmerksamkeit mehr auf uns selbst, werden bestimmte Wörter, die der andere verwendet, uns zu einem inneren Gespräch anregen: „Ja, das hat der damals auch so gesagt, das war aber ein wirklich besonderes Erlebnis, wir sind mit dem Boot gefahren, warm war es und der Wind... ein atemberaubendes Gefühl..."

Inzwischen hat Ihr Gesprächspartner noch einige Erklärungen gegeben, worum es ihm ging aber nachdem er aus irgendeinem Grund den Eindruck hatte, dass dies für Sie nicht so wichtig ist, hat er dann zu sprechen aufgehört oder das Thema gewechselt. Und Sie fragen sich möglicherweise: „Was ist mit ihm?" Niemand kann seine Wahrnehmung über längere Zeit nur nach außen richten. Wenn Sie jedoch ein wichtiges Gespräch führen, dann versuchen Sie Ihre Wahrnehmung auch tatsächlich auf Ihr Gegenüber zu richten. Gönnen Sie sich anschließend aber auch ganz bewusst den Rückzug zu sich selbst, zu Ihren Ressourcen und zu Ihren Kräften. Hilfreich ist es beide Zustände bewusst einsetzen zu können.

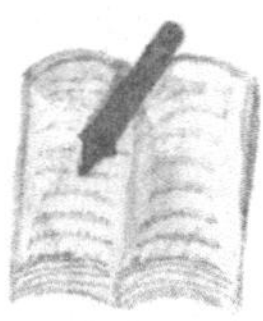

Tipps für die Praxis

■ Machen Sie sich auch im Stationsalltag bewusst, wo Sie sich gerade befinden – haben Sie Ihre Aufmerksamkeit oder Wahrnehmung nach innen oder nach außen gerichtet?

■ Sind Sie noch zu sehr „im Kopf" mit anderen Aufgaben beschäftigt? Wenn ja, versuchen Sie diese abzuschließen oder ersuchen Sie jemand im Team stellvertretend für Sie das wichtige Gespräch zu führen.

Wahrnehmungen über Berührung

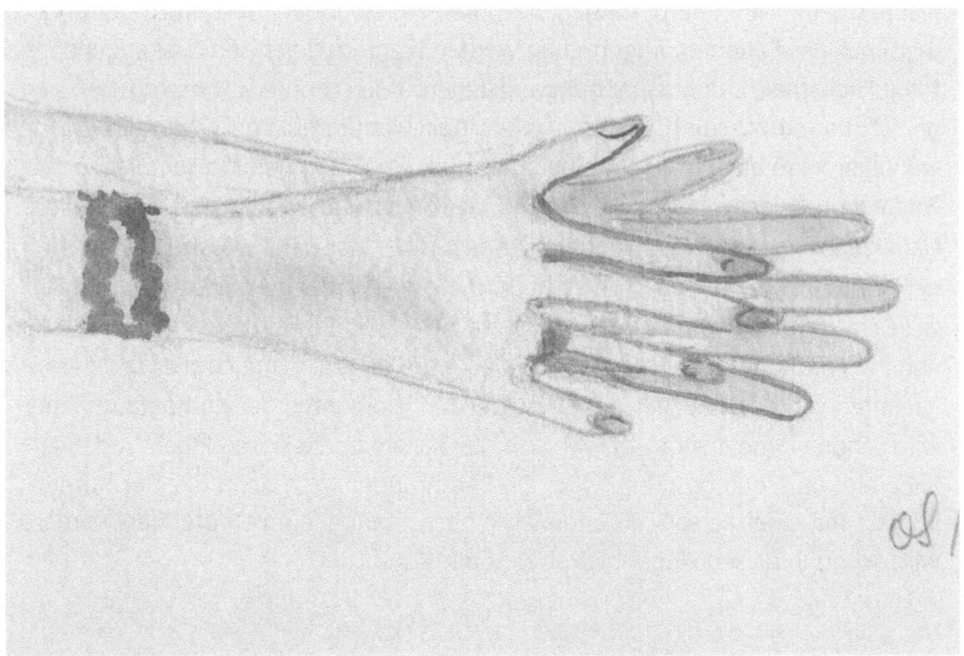

Für jede Pflegeperson sollte der erste Körperkontakt mit einem Patienten durch eine Berührung beginnen. Gemeint ist damit sich die Hände zu geben und sich vorzustellen. Diese einfache Berührung wird oft in der Hektik des Alltages vergessen. Oft richtet man an Patienten Fragen oder leitet Information weiter, ohne dass dieser Kontakt stattgefunden hat. Manchmal setzt man sogar am Beginn Pflegehandlungen in sehr intimen Bereichen des Patienten, wie zum Beispiel Körperpflege, ohne vorher auf einer anderen Stufe des Körperkontaktes mit ihm in Verbindung zu treten, wie dies etwa bei einem einfachen Händedruck der Fall wäre. Die Bedeutung körperlicher Berührung ist von Patient zu Patient sehr unterschiedlich. So gibt es auch große Unterschiede von Kultur zu Kultur (Kulturabhängigkeit), die eine besondere Behutsamkeit bei Berührungen erfordert.

Es ist in der Pflege unvermeidbar Patienten während Pflegehandlungen zu berühren. Körperliche Berührung muss jedoch nicht nur bei Pflegehandlungen stattfinden, sondern sie kann auch anderwärtig gezielt eingesetzt werden. So kann man durch Berührung die Kommunikation – das In Kontakt-Treten – erleichtern. Hand halten, basale Stimulation, entspannende Massage ... können dazu wesentlich beitragen. Speziell bei Menschen, deren Hör- oder Sehfähigkeit beeinträchtigt ist, ist es wichtig ihnen deutliche Körperwahrnehmungen über Berührung zu bieten. Es geht darum dem Patienten durch Berührung seinen Körper, etwa seine Hände, spüren zu lassen. Diese Berührung führt zu Nähe und Vertrauen und kann bei Erregungszuständen beruhigen. Die Berührungen sollen dabei deutlich und fließend sein. Wenn Berührungen, wie etwa Einreibungen, auch noch dem Atemrhythmus des Patienten angeglichen werden, kann dadurch sehr viel angenehme Nähe, Sicherheit und Entspannung entstehen. Wie schon erwähnt, ergeben sich bei der Betreuung von Patienten viele Möglichkeiten für Berührungen. Notwendigerweise auch in solchen Bereichen, die im Alltag nur von sehr vertrauten Personen toleriert werden. Der Patient hat von sich aus wenig Möglichkeit diese Nähe zuzulassen oder abzulehnen. Deshalb ist es hier ganz wesentlich Berührungen für den Patienten auch verstehbar und akzeptierbar zu machen. Es gibt vielleicht für diesen Menschen bestimmte Arten von Berührungen, die er als sehr negativ empfindet. Wenn es möglich ist, wäre es sehr hilfreich dies mit dem Patienten vorher zu abzuklären. In den ersten Momenten der Kontaktaufnahme wird schon einmal festgelegt, wie sich die Beziehung zwischen Ihnen und einem anderen Menschen gestalten wird. Ob Berührungen, also dann direkter Körperkontakt mit einer Person, als angenehm oder unangenehm empfunden werden, wird schon in diesen Augenblicken bestimmt.

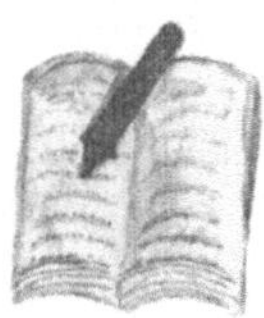

Tipps für die Praxis

- Informieren Sie den Patienten bevor Sie ihn berühren.

- Vor Pflegehandlungen sollten Sie den ersten Körperkontakt
  über den Händedruck herstellen.

- Achten Sie auf die Körpersprache des Patienten
  und wie dieser auf Berührung reagiert.

- Fragen Sie nach, ob die Berührung angenehm ist.

Wie nehme ich mit anderen Menschen Kontakt auf?

Wenn Personen im Alltag miteinander in Beziehung treten, nehmen sie Augen-
kontakt auf. Sie gehen aufeinander zu, beginnen zu sprechen und geben sich
dann die Hand (berühren einander). In jeder Phase gibt es Wahlmöglichkeiten und
einer von beiden kann, wenn er nicht will, den Kontakt unterbrechen und sich
zurückziehen. Die Kontaktaufnahme mit einem Patienten kann sich davon ganz
wesentlich unterscheiden. Wieviele Möglichkeiten hat ein Patient, der im Bett liegt,
den Kontakt zu unterbrechen? Wohin kann er sich zurückziehen?
Deshalb ist gerade in diesem Fall sehr sensibles „In-Beziehung-Treten" so wichtig.

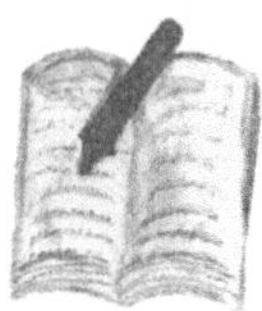

Tipps für die Praxis

Achten Sie hier auf die Reihenfolge der Kontaktaufnahme!

- Zeigen Sie, dass Sie da sind.

- Machen Sie deutlich, dass Sie Kontakt mit dem Patienten aufnehmen möchten.

- Gehen Sie auf die Ebene des Patienten (setzen Sie sich zum Beispiel zu ihm).

- Zeigen Sie Interesse an seiner Person.

- Sagen Sie ihm jetzt, was Sie möchten (oder welche Pflegehandlung Sie jetzt durchführen wollen).

- Erklären Sie dem Patienten, wozu Sie das tun (Ziel).

- Fördern Sie seine persönlichen Ressourcen (aktive Mitarbeit, loben und unterstützen Sie).

Es eignen sich grundsätzlich alle Wahrnehmungsbereiche um mit einem Patienten Kontakt aufzunehmen. Für welche Form man sich dann entscheidet, wird auch von der Grunderkrankung beziehungsweise von Einschränkungen in der Wahrnehmung des Patienten abhängen. Für jede Form der Kontaktaufnahme gilt, dass wir den Patienten nicht überfordern sollten. Es sollte eventuell auch versucht werden jeweils nur einen Sinneskanal zu fordern. Besonders aus der basalen Stimulation gibt es einige sehr hilfreiche Möglichkeiten, um Kontakt mit einem Patienten aufzunehmen. Die Hand des Patienten auf den eigenen Brustkorb zu legen und ihn Ihre Stimme spüren zu lassen ist vor allem bei blinden, gehörlosen oder nicht sprechenden Patienten eine gute Möglichkeit Kontakt aufzunehmen oder Kontakt zu halten. Bei einzelnen Patienten werden wir auch nicht einfach hingehen und sofort guten Kontakt herstellen können. Wenn ein Patient in seiner Wahrnehmung sehr stark eingeschränkt ist, wird es notwendig sein diese Kontaktaufnahme sogar über längere Zeit zu versuchen. Sie können ihm auch helfen seine Umgebung wahrzunehmen. Dazu können Sie Ihre eigene Stimme, Musik oder auch Gerüche anwenden. Mit allen Hilfsmitteln wird es doch manchmal auch Patienten geben, mit denen uns die Kontaktaufnahme nicht gelingen wird. Trotzdem sollten Sie immer wieder versuchen diesen Kontakt herzustellen. Einen anderen Menschen wahrzunehmen oder durch die Berührung der Pflegeperson seinen eigenen Körper wieder mehr zu spüren kann für den Patienten sehr hilfreich und beruhigend sein. Auch für Sie selbst ist es beruhigend, wenn Sie Ihr Interesse auf diesen anderen Menschen richten und nicht in einem Gefühl von Hilflosigkeit scheinbar sinnlose Tätigkeiten ausführen. Es müssen nicht immer große Worte und Taten sein um mit einem Patienten in Beziehung zu sein und ihn zu unterstützen. Manchmal ist es sogar mehr nur neben ihm zu sein und mit ihm, im gleichen Rhythmus zu atmen.

... am Ende unserer Reise
in die Sinnessysteme...

„Das klingt aber sehr kompliziert"
„Nein, schauen Sie, das ist doch ganz einfach!"

Bei Ihrer Reise haben Sie vielleicht festgestellt, dass Sie sich in einem Sinnessystem besser bewegen können als in anderen. Jeder Mensch hat ein Sinnessystem, welches er bevorzugt verwendet. Manche von uns machen sich von den Dingen ein Bild, für andere klingt etwas sehr gut und für wieder andere muss eine Sache greifbar sein. Wenn wir das wissen, können wir mehr zum gegenseitigen Verstehen beitragen und uns dadurch so manchen Konflikt mit anderen ersparen. Wenn Sie jemandem etwas verbal klar machen wollen, der vorwiegend über das Spüren wahrnimmt, so wird dies für ihn nicht begreifbar sein. Daher sollten Sie zuerst herausfinden, welches Sinnessystem Ihr Gesprächspartner bevorzugt. Voraussetzung dafür ist es, dass Sie Ihre Aufmerksamkeit bei Ihrem Gesprächspartner haben. Erst dann wird es möglich ihn auch in seinem Sinnessystem anzusprechen und damit eine Ebene mit ihm zu schaffen. Die Fähigkeit, mehr wahrzunehmen und feinere Unterscheidungen mit allen Sinnen zu machen, kann die Arbeit mit Patienten wesentlich bereichern und vereinfachen.

Also dann: „Grüß Gott ...“

Sprache,
die Tür zwischen innen und außen

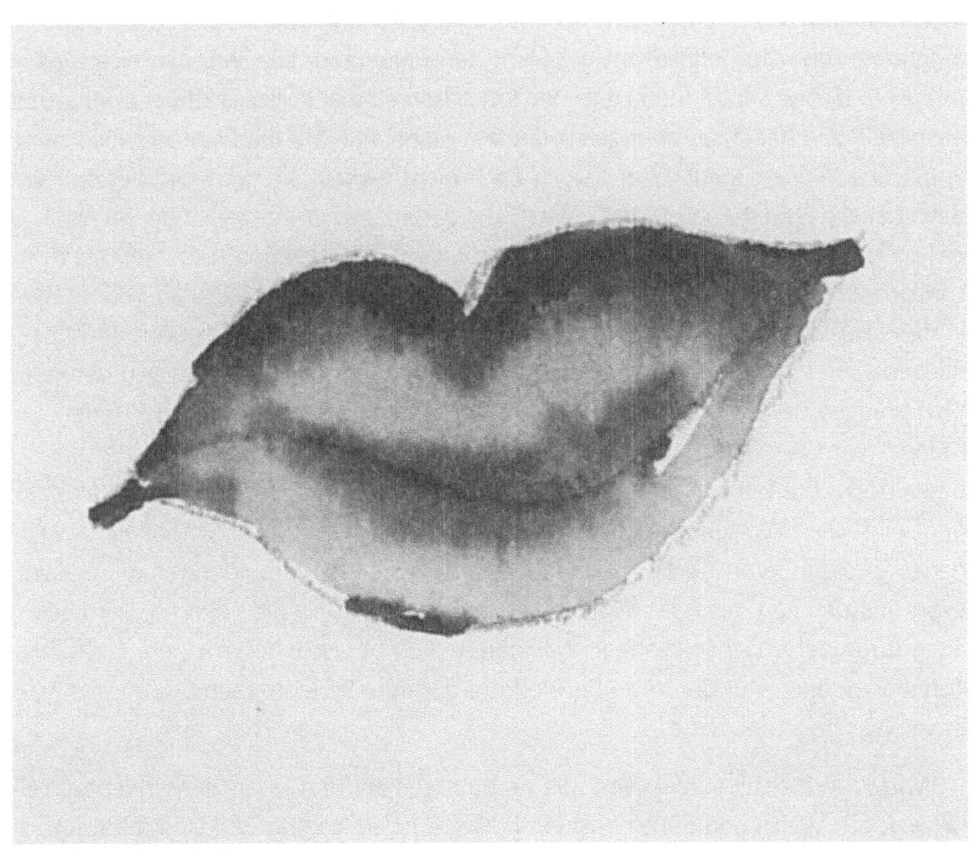

Mit unserer Sprache können wir beim Zuhörer Bilder, Klänge oder Gefühle wachrufen. Wir können persönliche Beziehungen beginnen oder zerbrechen, wir teilen uns dem anderen mit und können vom anderen etwas erfahren. Funktionierende Kommunikation mit anderen heißt vor allem auch unsere Sprache in einer Weise einzusetzen, die allen Beteiligten dient.

Worte können uns in gute oder schlechte Zustände versetzen, sie sind Auslöser für Erinnerungen und Erfahrungen. Sprache ist eine vereinbarte, gemeinsame Weise sich über Wahrnehmungen und Sinneserfahrungen auszutauschen. Wir verlassen uns dabei auch häufig auf den anderen. Er wird schon verstehen, was wir meinen. Wir verlassen uns auch darauf, dass unser Gesprächspartner ähnliche Erfahrungen hat und deshalb wissen muß, worum es geht. Wörter an sich sind aber bedeutungslos. Erst dadurch, dass wir damit etwas verbinden, etwas assoziieren, ihnen spezielle Bedeutungen zuschreiben, bekommen auch einzelne Wörter Bedeutung. *Ich habe auch nur zwei Hände!* Ehrlich gesagt, haben Sie diesen Satz noch nie von jemanden anderem gehört oder selbst gesagt? Manchmal werden Sie das Gefühl haben ununterbrochen zu arbeiten und glauben, alle Patienten müssten Ihren Stress erkennen, und dann läutet schon wieder ein Patient und möchte etwas. Also jetzt reicht es! Sieht denn niemand, wie sehr ich mich bemühe? In diesen Situationen kann der Ton schon einmal etwas kräftiger oder lauter ausfallen: „Ich habe auch nur zwei Hände!" Dabei möchte man einfach nur einen Punkt setzen und sagen: „Stopp – ich kann nicht mehr!" Sie gehen in diesem Fall davon aus, dass der Patient weiß, was Sie meinen, und er ihre Reaktion nachvollziehen kann. In Wirklichkeit aber kann der Patient Ihre Reaktion nicht verstehen, sondern er wird Ihrer Anwort seine eigene Bedeutung geben. Dies kann dann etwa in diesen Zusammenhang gebracht werden, dass der Patient Sie als unfreundliche Pflegeperson einstuft, die sich erlaubt so mit ihm zu reden. Er könnte sich denken: „Ich brauche nur einmal etwas und dann erhalte ich so eine Antwort." Jeder Mensch wird Aussagen oder Verhaltensweisen jedoch für sich anders interpretieren. Nicht nur bei so komplexen Situationen, sondern auch schon bei scheinbar ganz einfachen Worten zeigt sich das. Denken Sie an das Wort „Schönheit". Was bedeutet dieses Wort für Sie? Erst dadurch, dass Sie Ihre Verbindungen mit diesem Wort aussprechen, also das Wort in seiner Bedeutung für Sie erklären, wird es auch für andere nachvollziehbar, was genau Sie mit Schönheit meinen. Deshalb können wir auch stundenlang über Begriffe und ihre Bedeutungen diskutieren, wie etwa: Was bedeutet Liebe?

Worte repräsentieren die Welt, die sie beschreiben (und jeder Mensch lebt in seiner eigenen Welt), und Sprache ist ein Mittel zur Verpackung und Übermittlung von Informationen. Wie jedes Mittel hat auch Sprache Stärken und Schwächen. Darüber Bescheid zu wissen kann es uns erleichtern unsere Sprache besser einzusetzen und damit die Wahrscheinlichkeit, verstanden zu werden und zu verstehen, erhöhen. Es geht um die Fähigkeit die Wörter zu benutzen, die eine Bedeutung für den anderen haben, und genauso die Bedeutungen, die der andere mit seinen Worten verbindet, möglichst präzise zu erfassen. Gerade für einen kranken Menschen ist es besonders bedeutsam, dass er verstanden wird. Je abhängiger ein Mensch in der Erfüllung seiner Bedürfnisse von anderen Menschen ist, desto wichtiger wird es für ihn gehört und verstanden zu werden.

Durch die Sprache, durch die Worte, die wir verwenden, können wir bei unserem Gesprächspartner seine Aufmerksamkeit nach innen oder nach außen führen. Ihre Auswahl von Worten lenkt die Aufmerksamkeit des anderen entweder auf Äußeres: „Sehen Sie die Tür dort vorne, rechts davon ist der Untersuchungsraum", oder auf seine innere Wahrnehmungen: „Sie sehen heute schon viel besser aus – wie fühlen Sie sich?"Allein durch die Auswahl unserer Worte können wir nach innen oder nach außen gerichtete Zustände beim anderen erzeugen. Dazu kommen noch einige andere Einflüsse. Sicher kennen Sie den Satz „Der Ton macht die Musik". Es sollte auch bei der Arbeit mit Patienten nicht unterschätzt werden, in welchem Ton und in welchem Tempo etwas gesagt wird. Durch den Ton werden Informationen mitgeteilt, die auf der unbewussten Ebene unglaublich präzise verstanden werden. Eine Frage hört sich so an, dass die Tonlage am Ende höher wird, bei einer Feststellung bleibt sie gleich und bei einem Befehl wird die Stimmlage am Ende tiefer. Nicht selten wird jedoch auch bei Fragen die Tonalität eines Befehls verwendet. Unser Gegenüber wird genau dies jedoch sehr wohl wahrnehmen. „Möchten Sie etwas trinken!"

Deshalb kann es sein, dass ein und derselbe Satz in unterschiedlicher Tonlage gesprochen unterschiedliche Reaktionen bei Ihrem Gegenüber auslösen. Genauso ist die Beziehung zueinander von großer Bedeutung. Haben Sie noch nie an sich beobachtet dass es Patienten gibt, von denen schon wenige Worte bei Ihnen heftige Gefühle auslösen? Ihre Reaktion ist dann ebenso heftig, und kann im positiven oder negativen Bereich liegen. Oder Sie haben bei manchen Patienten sehr viel Geduld, bei anderen sehr viel weniger. Aber nicht nur in der Beziehung zwischen Patient und Pflegeperson ist das so. Denken Sie an Arzt und Pflegeperson. Kann es sein, dass Sie eine inhaltlich gleiche Anordnung von verschiedenen Personen unterschiedlich empfinden? Oft ist auch die Sprache an einer Station für Nichteingeweihte alles andere als verständlich. Wie oft verwendet man Fachjargon oder ersetzt Patientennamen mit „das Herz", „die Galle" oder fragt: „Wie geht es dem Blinddarm?" Wie oft verwenden Sie medizinische oder pflegerische Fachausdrücke, wenn Sie einem Patienten etwas erklären? Für Sie sind diese Worte und ihre Bedeutungen in diesem Augenblick und Zusammenhang völlig selbstverständlich. Für einen Patienten ist vieles oft nicht nachvollziehbar und bereitet ihm unnötige Sorgen, da es ihm vielleicht unangenehm ist gleich nachzufragen.

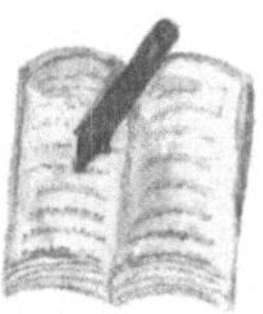

Tipps für die Praxis

- Setzen Sie Sprache und Worte bewusst ein – formulieren Sie das, was Sie wirklich wollen.

- Vermeiden Sie Fachausdrücke im Gespräch mit dem Patienten, sofern Sie nicht sicher sind, dass er diese auch wirklich versteht.

- Fragen Sie nach, ob der Patient Sie verstanden hat.

Wiederholen Sie Wichtiges.

Kommunikation mit Menschen ist nicht immer einfach und ein ewiger Lernprozess. Sie haben sicher eine Menge an persönlichen Erfahrungen zu diesem Thema, sei es mit Patienten oder mit der Familie, Freunde oder anderen Personen. Weitere Gedanken und Anregungen finden Sie im Anhang 2.

Die Macht der Sprache oder den sprachlichen Ausdruck bewusst einbeziehen zu können kann in vielen Situationen hilfreich sein. Jedoch gerade in der Pflege ist vor allem auch der Ausdruck der Stimme ein wesentliches Element. Besonders wichtig sind Stimme und Ausdruck bei Patienten, deren Wahrnehmung beeinträchtigt ist. Je weniger von einem Patienten vom sachlichen Inhalt einer Mitteilung aufgenommen oder verstanden werden kann, umso wichtiger werden Ton und Ausdruck der Stimme. Eine ruhige und klare Stimme, ein angenehmer, beruhigender Klang sind von großer Bedeutung. Dadurch kann auch zu einem Patienten, der nicht zu einem Gespräch fähig ist, emotionaler Konakt aufgebaut oder aufrechterhalten werden. Dialogentwicklung bei bewusstseinsgestörten Patienten wird beispielsweise in der basalen Stimulation auch mit Singen oder Summen im Atemrhythmus als sehr hilfreich beschrieben (Bartoszek und Nydahl 1998). Das Ziel solcher Maßnahmen liegt vor allem in der Vermittlung von Akzeptanz und Begleitung. Zusätzlich ist gerade das eine Form des Kontaktes, die auch relativ einfach in den Betreuungsalltag eingebaut werden kann.

Das Gespräch mit dem Patienten für die Pflegeanamnese

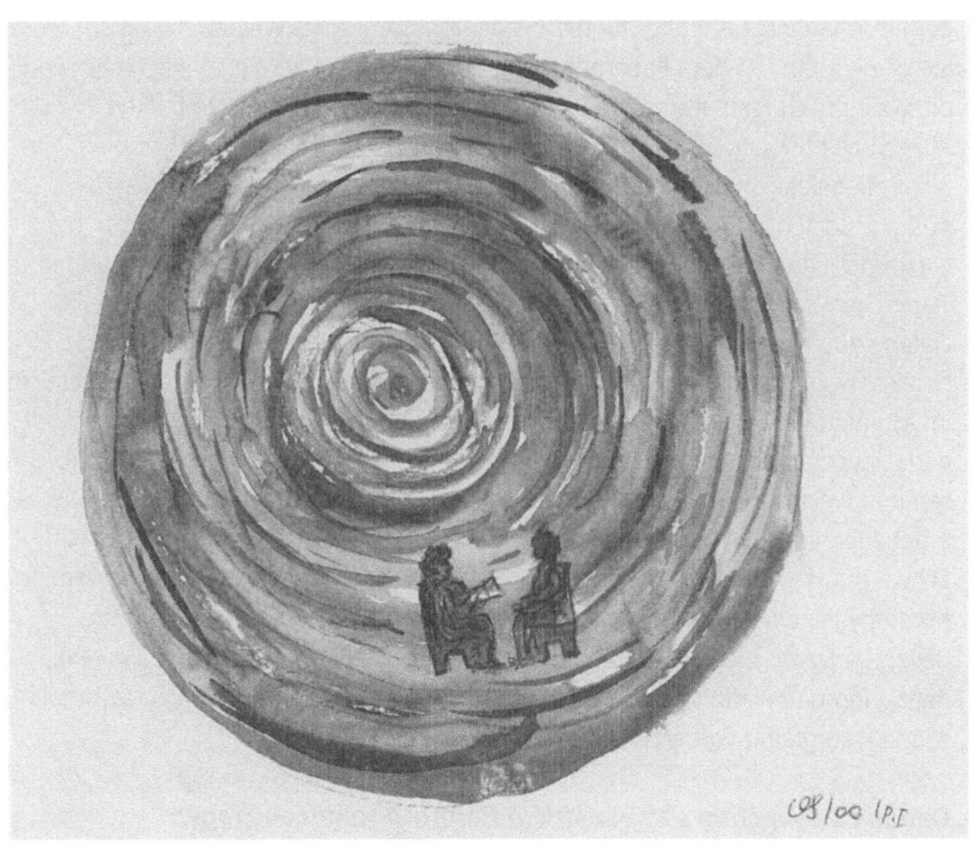

Um Pflegetätigkeiten zu übernehmen benötigen Sie Informationen über die von Ihnen zu betreuenden Menschen. Dazu dienen neben der eigenen Beobachtung auch die Angaben und Informationen anderer Berufsgruppen und der Angehörigen des Patienten. Weiters können Sie sich durch vorliegende Aufnahmeformulare, Einweisungszettel, ärztlichen Status, Befunde und so weiter informieren. Eine weitere wichtige Informationsquelle ist das Pflegeanamnesegespräch. Es ist meist das erste längere Gespräch mit dem Patienten. Bedenken Sie, ohne Information über den Patienten können Sie die Pflege nicht planen. Es werden dabei aber auch die Grundlagen für eine gute Zusammenarbeit und sinnvolle Pflegebeziehung gelegt. Daher ist die professionelle Durchführung der Pflegeanamnese für die weitere Betreuung des Patienten unumgänglich.

Was ist eine Pflegeanamnese?

Die Anamnese in der Pflege kann als eine zielgerichtete und systematische Art der Informationssammlung mit dem Patienten bezeichnet werden. Das heißt, dass Sie gemeinsam mit dem Patienten wichtige Daten zu seiner Person sammeln und diese schriftlich festhalten. Die Pflegeanamnese soll jene Daten enthalten, die die Pflege beeinflussen. Es sollen keine medizinischen Diagnosen und Therapien, die nicht pflegerelevant sind, enthalten sein. Die Daten, die wir von Patienten benötigen, sollten sich auch an die reale Situation anpassen. So werden diese bei Langzeitpatienten umfangreicher und anders sein als bei Patienten mit wenigen Tagen Spitalsaufenthalt. Beachten Sie auch, dass nicht bei allen Patienten alle Daten pauschal abgefragt werden müssen. Ist ein Patient in einzelnen Lebensbereichen selbständig, wie zum Beispiel bei der Körperpflege, so ist dieser Bereich im Moment der Pflegeanamnese nicht relevant und muss auch nicht befragt werden. Überlegen Sie immer, welche Informationen Sie für die Pflege erheben müssen und welche nicht. Achten Sie dabei auf die Privatsphäre der Patienten. Die erhobenen Informationen beziehen sich auf persönliche Daten und pflegerische Schwerpunkte wie beispielsweise die Aktivitäten des täglichen Lebens (Bewegung, Körperhygiene, Nahrungsaufnahme, Ausscheiden und persönliche Gewohnheiten...). Damit dieses Gespräch eine wirklich gute Grundlage für die weitere Betreuung und Planung sein kann, soll die Anamnese nicht willkürlich stattfinden, sondern sorgfältig vorbereitet werden.

Darum ist es wichtig sich vor jedem Gespräch folgende Fragen zu überlegen:

- Was ist vor der Durchführung des Gespräches notwendig?

- Welche Rahmenbedingungen sind erforderlich?

- Welche Ziele sollen erreicht werden?

- Erwartungen und deren Beeinflussung des Gespräches
  (eigene und auch des Patienten).

- Wie nehme ich Kontakt auf?

Welche Formen von Pflegeanamnesen gibt es?

Es werden grundsätzlich zwei Formen der Anamnese unterschieden. So können Sie zwischen einem standardisierten (direktiven) und nichtstandardisiertem (nicht-direktiven) Anamnesegespräch wählen, wobei Sie bei beiden Gesprächen die Rolle des Interviewers übernehmen. Beide Formen haben das Ziel möglichst viele Informationen vom Patienten zu erhalten. Bei einem standardisierten Anamnesegespräch steuert und leitet die Pflegeperson das Gespräch, während der Patient eher nur auf die Fragen der Pflegeperson reagiert. Durch die vorgegebenen Fragen wird das Gespräch vorwiegend von Ihnen auf bestimmte Schwerpunkte, wie zum Beispiel Aktivitäten des täglichen Lebens, gelenkt. In der Praxis gibt es dafür ganz unterschiedliche Fragebögen. Diese werden oft auch unterschiedlich bezeichnet, wie „Aufnahmegespräch", „Erstgespräch" oder „Stammblatt". Bei einem nichtstandardisierten Anamnesegespäch verwenden Sie keinen Fragebogen und Sie haben auch keine Schwerpunkte vorgegeben. Sie gehen von der Selbständigkeit des Patienten aus. Es ist Ziel des nichtstandardisierten Anamnesegespräches dem Patienten soweit wie möglich seinen Freiraum beim Erzählen zu lassen. Sie sind bei dieser Form der Anamnese eher zurückhaltend und unterstützen den Patient lediglich bei der Beschreibung seiner Probleme und Gefühle. Somit ist der Patient sehr aktiv und er lenkt vorwiegend den Gesprächsverlauf.

Beide Formen des Interviews haben Vor- und Nachteile. So besteht zum Beispiel bei einem standardisierten Anamnesegespräch die Gefahr, dass Sie sich zu sehr mit dem Fragebogen auseinander setzen und die Antworten des Patienten zu kurz kommen. Ebenso kann es passieren, dass sich der Patient zu sehr an den Fragebogen anpassen muß und dadurch seine Einstellungen und Probleme zu wenig äußern kann. Aber auch das nichtstandardisierte Anamnesegespräch kann Probleme mit sich bringen. Da der Patient bei dieser Form des Gespräches die Themen vorgibt und Sie die Leitung des Gespräches mehr oder weniger aus der Hand geben. Es kann dazu führen, dass Sie nicht ausreichend informiert werden oder nicht die Informationen bekommen, die Sie für die Pflege brauchen. Damit kann die Effizienz mangelhaft sein, obwohl das Gespräch sehr lange dauert. In der Praxis ist oft eine Kombination zwischen beiden Formen zu finden. So wird häufig das halbstandardisierte Anamnesegespräch (Interview) durchgeführt. Der Vorteil des halbstandardisierten Anamnesegespräches liegt darin, dass einerseits durch die Vorgaben der Fragen das Gespräch von Ihnen in eine gewünschte Richtung gelenkt werden kann; andererseits kann der Patient – durch offene Fragen – die Richtung des Gespräches mitbestimmen.

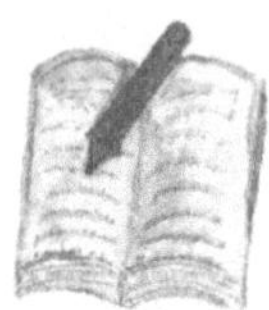

Tipps für die Praxis

- Legen Sie den Zeitpunkt des Gespräches nach Möglichkeit gemeinsam mit dem Patienten fest.

- Nehmen Sie auf die Befindlichkeit des Patienten Rücksicht – Akutversorgung geht in jedem Fall bevor.

- Bei Schmerzen warten Sie bis das Medikament wirkt.

- Nicht jedes Anamnesegespräch muss sofort geführt werden. Nützen Sie den Zeitrahmen, der zur Verfügung steht.

- Bedenken Sie, dass die Aufnahmesituation für jeden Patienten eine Stresssituation darstellt. Lassen Sie daher etwas Zeit zwischen den Aufnahmeformalitäten und dem Anamnesegespräch.

- Erledigen Sie ärztliche Anordnungen je nach Priorität und Notwendigkeit vor oder nach dem Anamnesegespräch.

- Trennen Sie sonstige Informationen vom Gespräch.
  Dem Patient die Räumlichkeiten der Station zu erklären ist nicht Inhalt des Anamnesegespräches. Auch Informationen über Essens- und Besuchszeiten gehören nicht dazu. Überlegen Sie sich im Team, wie und wann Sie dem Patient diese Informationen am besten geben können. In der Regel ist es sinnvoll diese Informationen kurz schriftlich zusammenzufassen und dem Patient zu über- geben oder im Krankenzimmer auszuhängen.

- Lesen Sie sich alle bereits vorliegenden Informationen durch, bevor Sie das Gespräch beginnen (Personalien, soziale Umgebung, Einweisungsgrund, Verlegungsberichte, Arztanamnese…).

■ Überlegen Sie den Ort, wo Sie das Gespräch führen wollen – bei mobilen Patienten suchen Sie sich einen Raum, in dem Sie ungestört sind, bei Patienten, die bettlägrig sind, schirmen Sie das Bett ab (Bettvorhänge).

■ Müssen Sie das Gespräch im Patientenzimmer führen, ersuchen Sie Besucher vorübergehend das Zimmer zu verlassen. Bitten Sie Mitpatienten Sie nicht zu stören, sondern, falls sie etwas benötigen, nach einer anderen Pflegeperson zu läuten.

■ Schließen Sie störende Faktoren (Radio, Fernseher, Telefon ...) aus.

■ Informieren Sie Ihre Kollegen, dass Sie ein Anamnesegespräch führen wollen, und ersuchen Sie, dass Sie während des Gespräches nicht gestört werden.

■ Fragen in einem Anamneseformular sind meist relativ knapp formuliert. Sie dienen als Gedächtnishilfe und zur Strukturierung, aber nicht zum herunter-lesen.

■ Die Reihenfolge muß nicht beachtet werden, sondern beginnen Sie immer mit dem, was dem Patienten am wichtigsten ist.

■ Planen Sie für das Anamnesegespräch maximal dreißig Minuten ein. Weichen Sie von der Dauer nur dann ab, wenn es die Situation des Patienten erforderlich macht.

■ Sollte das Anamnesegespräch mit dem Patienten nicht möglich sein, führen Sie es, wenn möglich, mit Angehörigen.

Was unterscheidet ein Anamnesegespräch von anderen Gesprächen?

Das professionelle Anamnesegespräch hat ein Ziel und läuft relativ strukturiert und geplant ab. „Normale" Gespräche hingegen ergeben sich oft zufällig, ohne ein bestimmtes Ziel oder einen bestimmten Ablauf zu haben. Beim professionellen Gespräch ist es die Aufgabe des „Profis" Ziel und Ablauf nicht aus den Augen zu verlieren. Damit dies erreicht werden kann, bedarf es Kenntnisse und Fertigkeiten in Gesprächsführung.

Der wohl bedeutendste Unterschied jedoch ist die Tatsache, dass es beim Anamnesegespräch darum geht, dass ein Gesprächspartner vom anderen möglichst viele relevante Informationen für die spätere Betreuung sammeln soll. Das heißt, dass es einen Gesprächspartner gibt, der bestimmt, dass dieses Gespräch geführt wird. Er bestimmt in der Regel auch, wann und wo es geführt wird, worüber gesprochen wird und wie lange es dauern soll. Darüber hinaus befindet sich dieser Gesprächspartner in einer ihm vertrauten Umgebung und ist schon rein körperlich höchstwahrscheinlich in einer wesentlich besseren Verfassung als der andere. Wenn man von einem Grundsatz der Kommunikation ausgeht, der besagt, dass die Voraussetzung für ein gutes Gespräch die gleiche Ebene ist, dann ist dies in diesem Fall nicht von vornherein gegeben. Genau deshalb erfordert ein derartiges Gespräch mehr Vorbereitung und Aufmerksamkeit bei der Durchführung als andere Gespräche. Vergessen Sie aber trotz all Ihrer Konzentration auf das Ziel der Pflegeanamnese nicht, dass es sich hier um ein sehr persönliches Gespräch handelt, das Sie mit einem anderen Menschen führen.

Der Ablauf des Anamnesegespräches

Beginn des Gespräches

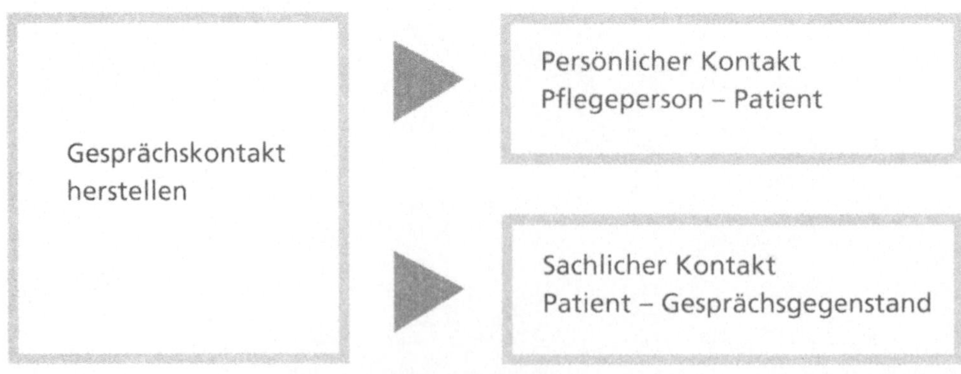

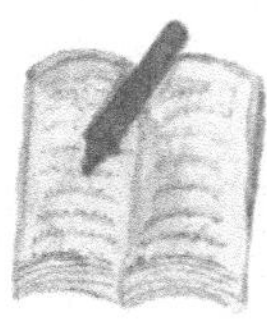

Tipps für die Praxis

- Stellen Sie durch Blickkontakt und Handgeben persönlichen Kontakt her.

- Sprechen Sie den Patienten mit seinem Namen an.

- Stellen Sie sich bei ihm vor.

- Informieren Sie über den Gesprächsanlass.

- Lenken Sie die Aufmerksamkeit des Patienten auf den Gesprächsgegenstand.

- Konkretisieren Sie den Gesprächsgegenstand.

- Erklären Sie dem Patienten, welche Bedeutung dieses Gespräch für ihn hat.

- Betonen Sie das gemeinsame Ziel.

- Weisen Sie den Patienten auf die Notwendigkeit hin, dass Sie sich während des Gespräches Notizen machen müssen.

Wie auch immer Sie Ihr Gespräch durchführen, achten Sie darauf zuerst den Patienten zu fragen, was ihm am wichtigsten ist. Beginnen Sie mit dem, was er Ihnen zuerst erzählen oder mitteilen möchte. Als Einleitung für ein Anamnesegespräch ist eine offene Frage hilfreich.

- Welches Problem hat Sie zu uns geführt?

- Wie geht es Ihnen im Moment?

- Waren Sie schon einmal im Spital oder ist es Ihr erster Spitalsaufenthalt?

Der Hauptteil des Gespräches

Frau Wunderbaum, ich habe viele Fragen...

Je nach Pflegeanamneseformular bearbeiten Sie die einzelnen Schwerpunkte. Die Fragen dienen lediglich als Leitfaden und die Reihenfolge muss keineswegs eingehalten werden. Bedenken Sie auch, dass Pflegepersonen einen anderen Zugang zu bestimmten Themen haben. Es gehört zu unserem Alltag zum Beispiel über Durchfall oder Inkontinenz zu sprechen, für den Patienten jedoch können solche Themen sehr intim oder unangenehm sein. Daher sollten solche Themen während des Gespräches langsam aufbereitet werden. Sie können anfangs nach Personalien fragen und erst dann zu Problemen und Gefühlen überleiten. Dafür ist es aber wichtig, dass beide Gesprächspartner über Ziel, Sinn und Zweck dieses Gespräches Bescheid wissen. Vermitteln Sie Ihrem Gesprächspartner, dass Sie diese Zeit jetzt wirklich mit ihm verbringen. Dabei kommt es darauf an dem Patienten während des Gespräches wirklich aktiv zuzuhören.

Die Kunst des Zuhörens oder: Wodurch entsteht das Gefühl, der andere hört wirklich zu?

- Anschauen

- Lächeln

- Interesse durch die Körperhaltung

- Nicken und ähnliche Gesten

- Zustimmende Laute (aha...)

- Wiederholen

- Anstöße fortzufahren (...und dann...)

- Zusammenfassen

- Abstimmen von Notieren und Zuhören

Schenken Sie dem Patienten im Gespräch mindestens so viel Aufmerksamkeit wie dem Gesprächsgegenstand

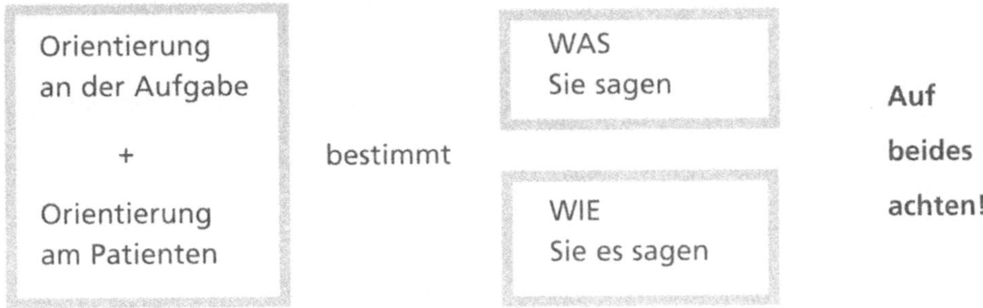

Das gilt einerseits für Ihr eigenes Gesprächsverhalten und andererseits genauso für das des Patienten. Achten Sie auf den Gesprächsinhalt „was sagt der Patient", aber auch „wie sagt er es". Hier können Sie Ihr Wissen von Wahrnehmung anwenden. Richten Sie beim Patientengespräch Ihre Aufmerksamkeit nach außen – ganz auf den Patienten und den Gesprächsgegenstand. So können Sie erkennen:

- Wie sind seine Körperhaltung, Mimik und Gestik?

- Verändert sich bei bestimmten Themen sein Verhalten?

- Ändert sich die Stimmlage?

- Zeigt der Patient Anzeichen von Anspannung oder Aggression?

- Was ist ihm besonders wichtig?

- Was kann ich sehen ? ...zittert mit den Händen...

- Was kann ich hören? ...spricht schnell...

Im Rahmen der Pflegeanamnese ist es wichtig pflegerelevante Informationen zu bekommen, um eventuelle Pflegediagnosen, Ressourcen und in weiterer Folge entsprechende Pflegemaßnahmen abzuleiten. Daher ist die Art und Weise der Informationssammlung entscheidend für die weitere Betreuung der Patienten. Wie aber kann ich mich gezielt informieren?

Informationen sammeln durch gezielte Gesprächsführung

■ Darauf achten, dass das Gespräch bei einem Thema bleibt, bis dieses abgeschlossen ist:

Frau Wunderbaum, dazu hätte ich noch eine Frage. Wie oft müssen Sie in der Nacht aufstehen, um auf die Toilette zu gehen?

■ Überleiten auf ein anderes Thema – den natürlichen Fluß des Gespräches wahren:

Sie haben mir zuvor erzählt, dass Sie beim Gehen Schmerzen in den Beinen haben. Wie geht es Ihnen beim Stiegensteigen? Benötigen Sie Hilfsmittel?

■ Zusammenhänge herstellen

Sie haben mir erzählt, dass Sie öfter stehenbleiben müssen, weil Sie Schmerzen in den Beinen haben. Haben Sie dabei auch Atemnot?

Informationen sammeln durch Fragen

Offene oder geschlossene Fragen

Dadurch wird dem Patienten unterschiedlich viel Raum gegeben, es wird auch signalisiert, wieviel Ihnen an seiner Sichtweise liegt. Offene Fragen geben nur die Richtung an, in der sich die Antworten des Patienten bewegen sollen. Dazu wenden Sie W-Fragen an: Wie? Warum? Wofür? Weshalb? Wann?

■ *Welche Vorstellungen haben Sie von ...*

■ *Warum möchten Sie keine Unterstützung bei der Körperpflege?*

■ *Was ist Ihnen wichtig?*

Geschlossene Fragen verlangen vom Patienten Entscheidungen in Bezug auf einen klar begrenzten Sachverhalt.

- *Wie alt sind Sie?*

- *Waren Sie heute schon bei der Untersuchung?*

- *Hatten Sie heute schon Ihre Blutabnahme?*

- **Klärende Fragen**

keine Scheu haben abzusichern, ob man richtig verstanden hat

- *Habe ich Sie richtig verstanden, dass Sie keinen Besuch haben möchten?*

Reflektierende bzw. paraphrasierende Fragen

zur Klärung oder um Verständnis anzuzeigen

Es ist Ihnen also sehr wichtig, dass Sie sich erst am Abend waschen?

Fragen als Anstoß,

das Gespräch fortzusetzen ...

- *...was geschah dann?*

- *...was haben Sie dann getan?*

Brücken herstellende Fragen

bisher nicht miteinander verbundene Informationen werden in eine Beziehung
gebracht

- *Sie haben mir erzählt, dass Sie alleine leben. Wie kommen Sie dabei zurecht?*

Welche Fragen sollten Sie im Gespräch vermeiden?

■ **Suggestive Fragen**

rufen oft eine Antwort hervor, die nicht der Einstellung oder den tatsächlichen Erfahrungen des Patienten entsprechen muss

■ *Sind Sie nicht auch der Meinung, dass Rauchen sehr schädlich ist?*

■ *Sie schauen heute schon viel besser aus, nicht?*

■ **Pseudo-Fragen**

Fragen, die einen anderen kommunikativen Zweck erfüllen – z. B. verkleidete Vorwürfe

■ *Finden Sie es wirklich notwendig, dass jemand für Sie einkaufen geht?*

Eine weitere Hilfestellung in Bezug auf Fragen ist das PQRST–System. Mit diesem System lassen sich vor allem subjektive Informationen klären.

Fragen Sie nach dem PQRST-System
(vgl. Brobst et al. 1996)

Durch diese Fragen wird der Patient ermutigt, seine Symptome genauer zu beschreiben. Nur wenn Sie die Details genau kennen, können subjektive Informationen richtig interpretiert werden.

P Provokative und Palliative Umstände

Was haben Sie gerade getan, als Sie dieses Symptom spürten?
Was verschlimmert es?
Was hilft Ihnen?

Q Qualität und Quantität

Wie würden Sie dieses Symptom beschreiben?
Wie stark ist es?
Ist es jetzt stärker als früher?

R Region und Radiation

Wo tritt das Symptom auf?
Strahlt es aus?
Verändert es sich?

S Schwereskala

Wo würden Sie die Schmerzen auf einer Skala von 1 bis 10 einordnen
(wenn 10 am stärksten ist)?
Zwingt Sie der Schmerz sich hinzulegen?

T Timing

Wann trat das Symptom zum ersten Mal auf?
Wie hat es begonnen (plötzlich oder allmählich)?
Wie oft spüren Sie es?
Wie lange hält es an?

Worauf sollten Sie im gesamten Patientengespräch achten?

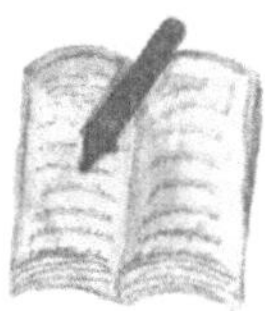

Tipps für die Praxis

- Zeigen Sie dem Patienten, dass Sie jetzt Zeit für ihn haben.

- Achten Sie darauf, dass sich der Patient in der Gesprächssituation so gut es geht wohl fühlen kann.

- Behalten Sie nicht nur den „fachlichen" Aspekt im Auge, sondern auch die emotionale Situation.

- Achten Sie auf Anzeichen von Spannung und Ängstlichkeit.

- Überfordern Sie den Patienten nicht.

- Geben Sie Informationen in kleinen Dosen.

■ Vermeiden Sie unklare oder unerklärte Fachausdrücke.

■ Meiden Sie Verteidigungshaltung: Zum Beispiel äußert sich der Patient sehr negativ über seinen letzten Spitalsaufenthalt, nehmen Sie diese Aussage zur Kenntnis und vermeiden Sie Erklärungen wie: „Es ist sehr schwer alle Patienten zufriedenzustellen, wir haben fast immer zuwenig Personal."

■ Ziehen Sie keine voreiligen Schlüsse („Ich trinke zu gutem Essen gerne Wein" – Patient hat ein Alkoholproblem...).

Im Gesprächsverlauf sollte man auch nach Abschluss einzelner Themenbereiche kurz zusammenfassen. Geben Sie dabei dem Patienten Gelegenheit eventuelle Missverständnisse zu korrigieren.

Sie können dies etwa so formulieren:

■ Entspricht die Zusammenfassung Ihren Angaben?

■ Habe ich alles richtig notiert?

■ Stimmt die Zusammenfassung?

■ Möchten Sie noch etwas hinzufügen oder korrigieren?

Das Gespräch beenden

Jedes formelle Gespräch soll auch einen formell gestalteten Abschluss haben. In diesem Abschluss können noch offene Fragen beantwortet werden, wesentliche Punkte wiederholt oder der Ablauf des Gespräches reflektiert werden. Dies gilt auch für das Pflegeanamnesegespräch. Fragen über Pflegediagnosen, über Ziele und die geeigneten Maßnahmen können vorläufig beantwortet werden, sind aber nicht eigentlicher Teil des Anamnesegespräches. Wichtig ist es aber dem Patienten Information darüber zu geben, was jetzt als nächstes geschehen wird oder was auf ihn zukommt.

Beispiele für Abschlussfragen:

- Haben Sie mir alles gesagt, was Sie wollten?

- War für Sie noch etwas wichtig?

- Möchten Sie noch etwas mit mir besprechen?

- Haben Sie noch Fragen?

Mit dem Anamnesegespräch ist die Informationssammlung vorerst beendet. Neue Informationen oder Änderungen sind jedoch während des gesamten Aufenthaltes wichtig und müssen entsprechend dokumentiert werden (Pflegebericht, Pflegeplanung).

Lassen Sie uns nun kurz zusammenfassen: Sie haben jetzt ungefähr das halbe Buch gelesen, es wurde aufgezeigt, welche Menschentypen und Verhaltensweisen es gibt und wie Sie diese Typen eventuell besser betreuen können. Sie haben über die Wahrnehmung und deren möglicher Beeinflussung Ihres Verhaltens gelesen. Und es wurden Ihnen Schwerpunkte der Gesprächsführung am Beispiel der Pflegeanamnese, eine der wichtigsten Informationsquellen und eines der häufigsten Pflegegespräche, dargestellt. Aber trotzdem gibt es Gespräche, die trotz professioneller Gesprächsführung und Hintergrundwissen nicht optimal verlaufen. Woran das liegen kann und welche Faktoren, Erwartungen und Themen Gespräche beeinflussen können, möchten wir im nächsten Kapitel aufzeigen.

Faktoren, die ein Gespräch beeinflussen ...

Der Patient kann Erwartungen an die Pflege haben und umgekehrt kann die Pflegeperson Erwartungen an den Patienten haben. Das ist ja grundsätzlich legitim und sollte kein Problem sein. Jedoch ist es oft so, dass die Erwartungen beider Gruppen manchmal sehr unterschiedlich sind und daher unwillkürlich Konflikte mit sich bringen. In den meisten Fällen werden auch Erwartungen von sich aus nicht geäußert und es wird auch nicht danach gefragt. In anderen Lebensbereichen werden Erwartungen und Wünsche aber sehr wohl geäußert, klar definiert oder überhaupt danach gefragt: Wenn Sie einen Urlaub in einem 5-Sterne-Hotel buchen, werden Ihre Erwartungen an Service und Komfort anders sein als bei einem 3-Sterne-Hotel. Auch wenn Sie sich etwas kaufen, z. B. einen Fernseher, so werden Sie konkret sagen, was Sie wollen, und der Verkäufer wird Ihnen sagen, was das Gerät kann und was es nicht kann. So können schon von Beginn an Missverständnisse reduziert und unterschiedliche Erwartungen abgeklärt werden. Warum tun wir das nicht in der Pflege?
Klären Sie auch ab, welche Erwartungen Sie erfüllen können und welche nicht. Versprechen Sie nichts, was Sie nicht halten können: „Ich werde mir immer sofort für Sie Zeit nehmen."

Ein weiterer Grund, warum Gespräche oft schwierig sind, ist, dass wir ein bestimmtes Bild von der Welt und davon, wie sie sein sollte, haben. Jeder Mensch hat so seine eigene Landkarte im Kopf. Es gibt keine zwei Personen, die absolut die gleiche Landkarte haben. Sie wissen also nicht, wie die Landkarte des anderen ausschaut. Nehmen Sie beispielsweise Erfahrungen. Der Patient könnte schon ein-mal im Spital gelegen sein und er hat sich von den Pflegepersonen sehr gut betreut gefühlt. So wird sein Bild ein anderes sein, als wenn er schlechte Erfahrungen mit einer Schwester oder einem Pfleger gemacht hat. Genauso kann es sein, dass Sie ein bestimmtes Bild oder eine bestimmte Vorstellung darüber haben, wie sich der Patient jetzt verhalten sollte oder wie er ist. Es gibt nur eine Möglichkeit hier der Wahrheit des anderen ein bißchen näher zu kommen – die Verständigung mit dem Anderen darüber. Ihn zu fragen, was für ihn wichtig ist, und ihm mitzuteilen, was genau man von ihm haben möchte.

Der Patient hat vielleicht folgende Erwartungen

die das Selbstwertgefühl betreffen

- freundlich behandelt zu werden

- als Persönlichkeit akzeptiert zu werden

- die eigenen Aussagen sollen ernst genommen werden

- Anerkennung zu finden

die den Grund des Aufenthaltes betreffen

- Informationen zu bekommen

- Perspektiven zu erhalten

- Erwartungen der Pflegeperson an ihn

Genau so hat auch die Pflegeperson Erwartungen

Überlegen Sie einmal, welche Erwartungen Sie an den Patienten haben könnten.

Vielleicht sind das Erwartungen wie

- gute Umgangsformen

- soll meinen Anweisungen folgen

- soll aufmerksam zuhören, wenn ich ihm etwas erkläre

- soll seine Wünsche äußern

Warum Gespräche mit bestimmten Personen schwierig sein können

Frau Harmonie redet und redet...

In der Praxis kann es sein, dass die Zeit über ihre Probleme zu reden für manche Patienten zu kurz ist. Der Arzt führt seine Untersuchungen durch und hat oft nicht die Zeit sich alle Sorgen des Patienten anzuhören. Viele alte Menschen leben alleine und haben daher auch oft wenig Gelegenheit mit jemandem zu sprechen. So freut es sie um so mehr, wenn jemand kommt und mit ihnen redet. Dabei kann es vorkommen, dass sie die Gelegenheit nützen und reden und reden und reden. Die Zeit läuft und die wesentlichen Informationen, die Sie in der Anamnese erheben wollen, bekommen Sie nicht. Was kann man dagegen tun?

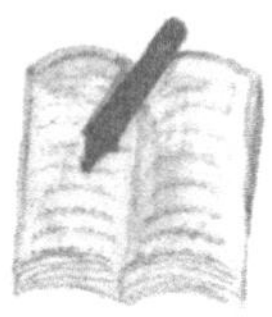 **Tipps für die Praxis**

- Stellen Sie viele direkte Fragen (Ja-/Nein-Fragen).

- Holen Sie Ihren Gesprächspartner zurück, wenn er sich vom Wesentlichen entfernt („...kommen wir zur sozialen Versorgung zurück.").

■ Wiederholen Sie den Zweck des Gespräches („Ziel ist es mich über Ihre pflegerischen Probleme zu informieren. Je genauer Sie mir Auskunft geben, umso besser können wir Sie betreuen.").

■ Sagen Sie ihm, wenn er vom Thema abkommt oder zu ausführlich erzählt („...kommen wir wieder zurück zu ihren Schmerzen ...").

■ Erklären Sie dem Patienten, dass das Ergebnis besser ist, wenn er die Fragen so direkt und konkret wie möglich beantwortet.

■ Bieten Sie eventuell einen Termin für ein ausführlicheres Gespräch an („Für dieses Thema habe ich momentan zuwenig Zeit, aber morgen habe ich Nachtdienst, da können wir darüber reden.").

■ Ziehen Sie jemand anderen zum Anamnesegespräch hinzu um das Gespräch stärker steuern und strukturieren zu können.

Herr Ordnung spricht sehr wenig ...

Dafür kann es unterschiedliche Ursachen geben. So kann es sein, dass er verunsichert ist oder er sich erst an die neue Umgebung gewöhnen muss. Er kann aber auch Angst haben etwas Falsches zu sagen oder es ist einfach der Zeitpunkt des Gespräches nicht ideal gewählt. Natürlich können auch andere Faktoren wie Schmerzen oder Unwohlsein vorliegen. In diesem Fall müssen Sie sich natürlich zuerst damit beschäftigen. Wenn akute Faktoren ausgeschlossen werden können, was können Sie dann tun?

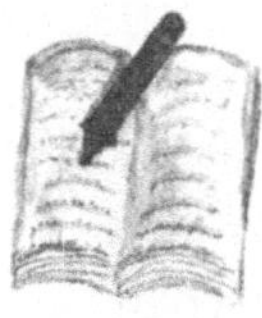

Tipps für die Praxis

■ Reden Sie selbst weniger.

■ Lassen Sie Pausen zu.

- Stellen Sie offene Fragen (Wie? Wozu? Wann?...).

- Sprechen Sie Dinge an, die für den Betreffenden von Interesse sind.

- Wenden Sie sich dem Patienten stärker zu und ermuntern sie ihn.

- Sprechen Sie die Situation an („Ich habe den Eindruck, Sie wollen mit mir momentan nicht sprechen, da Sie mir kaum eine Antwort auf meine Fragen geben.").

Eine Beschwerde von Herrn Sachlich ...

Beschwerden können tatsächliche Gründe haben oder Ausdruck für ein anderes Problem sein. In der Praxis können Sie dies häufig nicht von vornherein unterscheiden. Es ist nicht immer einfach den sachlichen Inhalt herauszuhören und sich darauf zu konzentrieren. Für eine Klärung der Lage ist dies aber unbedingt notwendig.

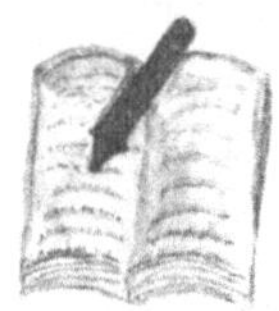

Tipps für die Praxis
In dieser Reihenfolge!

- Geben Sie dem Patienten das Gefühl, dass seine Kritik und Einwände ernst genommen werden („Ich verstehe Ihre Kritik und werde nachfragen, warum Sie so lange auf die Untersuchung warten mußten.").

- Zeigen Sie ihm, dass Sie sich damit auseinandersetzen („Gut, dass Sie dieses Thema ansprechen, in letzter Zeit haben sich viele Patienten über das Essen beschwert, ich werde den Küchenchef anrufen.").

- Bieten Sie ihm Lösungen an (wenn es welche gibt) oder die Bereitschaft gemeinsam Lösungen zu finden.

Frau Wunderbaum
weicht meinen Fragen ständig aus...

Ob die Patientin über ein bestimmtes Thema nicht sprechen möchte oder ob sie jetzt oder nur mit Ihnen nicht darüber reden will, kann sich in dieser Form zeigen. Es könnte aber auch sein, dass sie sich einfach nicht konzentrieren kann.

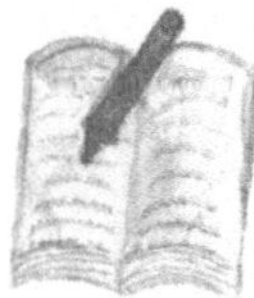

Tipps für die Praxis

- Formulieren Sie die ursprüngliche Frage in einer etwas anderen Form.

- Sprechen Sie an, ob das Thema für den Patienten belastend ist.

- Weisen Sie darauf hin, dass eine Hilfe nur möglich ist, wenn auch über unangenehme Themen gesprochen wird.

- Bieten Sie dem Patienten an mit jemand anderem darüber zu sprechen.

Im Prinzip sind es nicht wirklich die Personen selber, die schwierig sind, sondern es sind bestimmte Verhaltensweisen. Muster, die es dem Gesprächspartner schwierig machen, eine Ebene der Verständigung zu finden. Erinnern Sie sich bei den vier schwierigen Verhaltensweisen noch an die vier Muster von Virginia Satir? Wenn nicht, wäre das eine gute Gelegenheit noch einmal am Beginn des Buches nach-zulesen.

Warum Gespräche zu bestimmten Themen schwierig sein können

Welche Themen würden Sie als schwierig bezeichnen?
Welche Fragen sind für Sie „heikel"?

Vielleicht Sexualität oder die Frage nach der Familiensituation? Vielleicht auch nach Trauerreaktionen, Selbstmordversuch? Wie heikel sind für Sie Fragen danach, was ein anderer selbständig überhaupt erledigen kann, oder nach seiner Fähigkeit Entscheidungen zu treffen? Würden Sie Fragen zur Integrität der Person oder Fragen nach Trauerreaktionen als heikler einschätzen als Fragen nach der Ausscheidung? Es wird sehr schnell klar, dass für jeden andere Themen oder Bereiche schwieriger sind. Aber die Frage ist: Woher wissen wir, dass ein bestimmter Bereich heikel ist? Wenn Sie jemandem, der das nicht weiß, die Situation erklären möchten, wie sagen Sie ihm, warum bestimmte Fragen so heikel sind? Vielleicht, weil Sie mit diesen Fragen in einen sehr persönlichen Bereich eines Menschen eindringen. Sie wissen ja nicht, ob dieses Thema auch für den anderen heikel ist.

Sie könnten ihn verletzen. Er könnte sich wehren und ungehalten reagieren. Er könnte die Situation noch peinlicher machen, als sie Ihnen schon ist. Er könnte nicht darauf antworten wollen und schweigen. Er könnte die Frage als Ihre persönliche Neugierde empfinden. All das und vielleicht noch anderes könnte passieren, wenn Sie so heikle Fragen stellen. Andererseits, wenn Sie all das wissen, was könnten Sie dann tun?

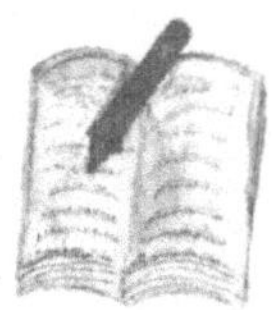

Tipps für die Praxis

- Klären Sie zuerst einmal ab, ob diese Frage momentan wichtig ist.

  Wenn Sie aufgrund Ihrer pflegerischen Kompetenz zum Schluss kommen, eine Frage ist derzeit nicht relevant, dann brauchen Sie sie auch nicht zu stellen. Seien Sie aber vorsichtig mit Argumenten wie „Das frage ich nie, weil ich es für unnötig halte" oder „Eine achtzigjährige Frau kann mit Sexualität nichts mehr zu tun haben". Es wird ja nicht sein, dass Sie bei der Frage nach Sexualität wissen möchten, mit wem der Patient wann wie oft und in welcher Weise Geschlechtsverkehr hat. Was Sie interessiert ist, ob Sie von der Pflege her etwas berücksichtigen oder tun können. Vielleicht möchte sich eine Frau nicht von einem Pfleger waschen lassen oder ein Patient möchte Ausgang haben oder nach langem Spitalsaufenthalt auch einmal allein im Zimmer mit dem Partner sein. Vielleicht gibt es auch Ängste oder Beschwerden und Sie können entsprechende Beratungsstellen, Gynäkologen oder andere Experten vermitteln.

- Beachten Sie den Zeitpunkt der Frage.

  Solche Themen können nicht als Einstieg in ein Gespräch dienen. Zuerst müssen Sie eine gute Basis mit Ihrem Gesprächspartner haben, auf der Sie sich selbst und der andere auch sicher fühlen können. Trotzdem müssen Sie bei der Pflegeanamnese dem Patienten am Beginn mitteilen, was mit Ihren Aufzeichnungen geschieht. Erwecken Sie nicht den Eindruck, dass die Inhalte dieses Gespräches nur für Sie beide bestimmt wären.

- Der Patient muß auch die Freiheit haben, Fragen zu beantworten oder eben nicht zu beantworten.

- Teilen Sie ihm mit, wozu dieses Gespräch und die Beantwortung der Fragen für ihn gut sind.

  Sie fragen nicht aus persönlicher Neugierde, sondern um den Patienten besser betreuen zu können – sagen Sie ihm das auch.

- Je natürlicher Sie mit dem Thema umgehen, desto eher gestatten Sie dies auch dem Patienten.

Wenn Sie allerdings so fragen: „Jetzt kommt eine unangenehme Frage, na ja ich weiß nicht, also wenn Sie nicht wollen, dann müssen Sie natürlich nicht antworten – ich verstehe das...", dann kann man sich schon vorstellen, was geschieht.

- Seien Sie sensibel auf Reaktionen des Patienten und lassen Sie ihm Zeit.

- Formulieren Sie die Frage so, dass Sie das erfahren, was Sie auch wissen wollen.

Auch die Frage, ob der Patient ein Hörgerät hat, führt nicht zur Information, ob er schlecht hört oder nicht. Die Frage, ob der Patient eine Brille hat, sagt nichts darüber aus, ob er mit dieser noch gut sieht oder nicht. Wenn Sie nach Sex fragen, werden Sie wahrscheinlich nicht erfahren, ob der Patient sich im Intimbereich lieber selber waschen möchte.

Trotzdem, die Fragen zu „Ausscheiden", „Essen und Trinken" und „Schlafen" werden von der Pflegeperson relativ problemlos mit dem Patienten abgeklärt. Dies liegt möglicherweise (Backs und Lenz 1998) darin begründet, dass sich gerade diese Lebensaktivitäten auf den Krankenhausalltag beziehen. Die Abfrage ist für Pflegende somit von direktem Nutzen, da sie mit diesen Lebensaktivitäten sehr oft konfrontiert werden. Zur Anamnese gehören jedoch auch Fragen, die bis jetzt eben nicht so selbstverständlich für die Pflegeperson und auch den Patienten sind.

Wozu frage ich nach der Sexualität?

Haben Sie sich schon je gefragt: „Warum frage ich nach Ernährungsgewohnheiten, nach Trinken oder Schlafen?" Wahrscheinlich nicht. Es für uns selbstverständlich danach zu fragen, wir brauchen diese Information ja, um den Patienten gut zu betreuen. Sexualität ist genauso ein Grundbedürfnis aller Menschen. Man versteht darunter nicht nur den Geschlechtsakt sondern es gehört viel mehr dazu. Es ist eine Form um Zärtlichkeiten auszutauschen, Berührung, Hautkontakt. Aber trotzdem haben wir oft Hemmungen nach Sexualität zu fragen.

Gerade durch eine Krankheit kann es aber zu Störungen in der Sexualität kommen. So kann es durch verschiedene Erkrankungen dazu kommen, dass Patienten ein starkes Schamgefühl entwickeln. Denken Sie zum Beispiel an einen Patienten mit einem Stoma oder an eine brustamputierte Frau. Derart massive Eingriffe in den eigenen Körper muss ein Mensch erst verkraften und einmal selbst verarbeiten. Stellen Sie sich vor, wie hilfreich es da ist, von jemandem unterstützt zu werden oder Hilfe zu bekommen und man sich nicht mehr so schämen muss. Ältere

Frauen leiden oft unter verringerter Schleimproduktion in der Vagina, wodurch der Geschlechtsakt schmerzhaft wird. Sie würden dies kaum jemandem erzählen, wenn sie nicht auf dieses Thema angesprochen würden.

Welches Ziel hat die Frage nach der Sexualität?

Ein „heikles" Thema anzusprechen gibt dem Gesprächspartner die Möglichkeit darüber zu reden. Dadurch kann der Patient die Gelegenheit nützen und seine Probleme äußern, er kann über seine Ängste und Gefühle reden. Gerade bei heiklen Themen wie Sexualität kann es für einzelne Patienten eine Erlösung sein darüber zu reden. Dadurch besteht vielleicht die Möglichkeit ihm zu helfen. Wenn wir aber entscheiden, dass dieses Thema für ihn nicht relevant ist und es gar nicht ansprechen, nehmen wir ihm diese Möglichkeit.

Die häufigsten Fehler beim Patientengespräch in der Praxis:

- Ungenügende Gesprächsvorbereitung

  Durch Personalmangel und Hektik an der Station wird die Gesprächsvorbereitung oft unterlassen. Man achtet zuwenig auf Störfaktoren und informiert sich über den Patienten zuwenig.

- Kein Abweichen von den vorgegebenen Fragen der Anamnese

  Das Herunterlesen Punkt für Punkt, je nach Anamneseformular, behindert das Gespräch mit dem Patienten. Dadurch haben Patienten oft das Gefühl „ausgefragt" zu werden, da auf ihre Bedürfnisse zuwenig eingegangen wird.

- Nicht aktiv zuhören

  Wenn die Konzentration nicht beim Patienten und beim Anamnesegespräch ist, können wichtige Informationen oder Reaktionen verloren gehen. Hat der Patient das Gefühl, dass ihm nicht zugehört wird, so ist es sehr wahrscheinlich, dass er seine Antworten einschränkt oder das Gespräch beendet.

- Hauptsache, erledigt

  Der Zeitpunkt und die Rahmenbedingungen sind zwar nicht ideal, aber Hauptsache, das Anamnesegespräch wird erledigt. Doch wenn Sie das Gespräch ohne z.B. die nötige Ruhe führen, kann es sein, dass Sie sich und den Patienten unter Druck setzen oder Sie das Gespräch vorzeitig abbrechen müssen.

- „Es tun zu müssen"

„Wir müssen ein Anamnesegespräch führen – wozu soll das gut sein?" Wenn die Pflegeperson den Sinn und Nutzen für beide Beteiligte nicht kennt, ist es naheliegend die Pflegeanamnese als Pflichtaufgabe zu betrachten. Die Ursachen dafür können einerseits mangelndes Wissen über die Ziele der Anamnese sein, andererseits kann es auch ein Zeichen fehlender Akzeptanz aufgrund falsch gesetzter Prioritäten an einer Station sein. Die Form der Pflegeanamnese sollte sich den einzelnen Bereichen anpassen, so wird ein Anamnesegespräch in einem Pflegeheim sicher anders sein als in einem Akutbereich. Bevor Sie also dieses Gespräch durchführen, denken Sie noch einmal daran, dass es ein Gespräch – also ein Prozess in zwei Richtungen – ist. Das Ziel den Patienten kennenzulernen, den Grad seiner Hilfsbedürftigkeit zu ermitteln, seine Ressourcen zu erkennen und herauszufinden, welche pflegerische Unterstützung er in seiner speziellen Situation benötigt, können Sie nur mit ihm gemeinsam erreichen. Ist dies nicht möglich (nehmen wir an, der Patient wäre bewusstlos), können Sie die Anamnese ja nur aus Ihren Beobachtungen erheben. Wenn Sie aber die Informationen für die Pflege (und dies können sehr persönliche Informationen sein) in einem Gespräch mit dem Patienten erheben, dann ist es für den Patienten von Anfang an wichtig den Sinn und Zweck dieses Gespräches zu kennen. Er muss wissen, was mit diesen Informationen geschieht, wozu sie Ihnen dienen und vor allem auch was er davon hat, wenn er sie Ihnen gibt. Lassen Sie den Patienten nicht in der Annahme, das wäre ein persönliches Gespräch, bei dem Vertraulichkeit heißt, dass kein Dritter Einzelheiten erfahren wird. Ihre gesammelten und aufgeschriebenen Daten dienen dem gesamten Team als Grundlage für die Betreuung. Trotzdem muss Vertraulichkeit gesichert sein. Erklären Sie Ihrem Gesprächspartner, warum und was Sie mitschreiben. Alle anderen Inhalte können zwischen Ihnen beiden bleiben.

Kommunikation und die Frage nach gut funktionierender Kommunikation beinhaltet immer auch Reflexion über die eigenen Einstellungen über Bedürfnisse und darüber, was überhaupt die Bedingungen in der Situation sind. Jede Situation steht für sich. Es ist nicht möglich, ein ideales Gesprächsverhalten festzulegen. Nur bei sachbezogenen Aufgaben kann man durch entsprechendes Wissen auch die Aufgabe entsprechend bewältigen. Bei der Frage nach gelungener Kommunikation fließen jedoch Gefühle, persönliche Bedürfnisse, Werte und Erfahrungen ein, die das Handeln mitbestimmen. Dazu kommen noch das Wissen über Pflegebedürfnisse des Patienten und Annahmen über seine Einstellungen, Erwartungen und

Gefühle. All das geschieht in einem Rahmen, den die Organisation, die Hierarchie oder ganz einfach die Bedingungen auf der Station mitbestimmen. „Je mehr Einfluss die Pflegepersonen auf die Gestaltung ihrer Arbeit ausüben können, desto weniger leiden sie unter Konflikten und Problemen in der Arbeit, umso zugänglicher werden sie von den Patienten beurteilt und umso geborgener und zufriedener fühlen sich die Patienten" (Zitat: Darmann 2000). Auf Stationen, auf denen Pflegekräfte über unklare Regelungen und vorenthaltene Informationen klagen, wird durchschnittlich auch am wenigsten mit den Patienten geredet. Kommt Ihnen das irgendwie bekannt vor? Ist es nicht oft so, je mehr Sie selbst bestimmen können, desto...

Trotzdem sind mit funktionierender Kommunikation ja nicht nur lange Gespräche mit dem Patienten gemeint. „Ich finde Kommunikation mit dem Patienten sehr wichtig, bei uns auf der Station haben wir aber leider so viel zu tun und wir sind vom Personal her immer so schlecht besetzt." Häufig wird angenommen, dass gelungene Kommunikation mit einem Patienten ein langes, tiefgehendes, berührendes Gespräch ist. Dabei wird auch davon ausgegangen, dass der Patient gerade das möchte und die Pflegeperson aber eben dazu keine Zeit hat. Pflegekräfte haben oft den Anspruch, sie müssten mit Patienten über deren Sorgen sprechen, und ein schlechtes Gewissen, weil sie diesen Anspruch nicht erfüllen können. Diese Einstellung bezieht jedoch den Patienten nicht mit ein. Kann wirklich für jeden Patienten vorausgesetzt werden, dass er über seine Sorgen und Ängste mit einer Pflegeperson sprechen möchte? Tatsächlich ist dies nicht so, wie in einer sehr interessanten Untersuchung von Ingrid Darmann gezeigt wurde. Manche Patienten wollen gar nicht über ihre Gefühle und Sorgen sprechen, andere wünschen sich das schon und viele möchten sich über „allgemeine", „ganz normale" oder auch das Krankenhaus betreffende Themen unterhalten. Die Schwierigkeit liegt also für die Pflegeperson eher darin die Bedürfnisse jeweils abzuklären und zu entscheiden, ob und wie sie diesen dann begegnet. Im Anhang 2 finden Sie noch weitere Hilfestellungen in Bezug auf Gesprächsführung.

Verallgemeinerungen, Verzerrungen und Tilgungen in unserer Sprache

Haben Sie manchmal nach einem Gespräch das Gefühl, dass bloß Bruchteile von Informationen oder gar völlig veränderte Inhalte übriggeblieben sind? Es scheint wie bei dem Spiel „Stille Post" zu sein, das wir alle schon aus unserer Kindheit kennen. Im Patientengespräch werden sehr viele Informationen vom Pflegepersonal eingeholt, es ist daher von besonderer Bedeutung die Ursachen von Verzerrungen, Verallgemeinerungen und Tilgungen zu kennen um diese weitgehenst zu vermeiden. Dazu einige Gründe und Beispiele:

Beim Sprechen können wir nicht, auch wenn wir es möchten, alle zur Mitteilung gehörigen Informationen geben. Wir lassen vieles weg, verallgemeinern, schlussfolgern und phantasieren dazu. Wie kommt es aber, dass wir uns oft so ungenau ausdrücken, wenn wir doch etwas möglichst gut übermitteln wollen? Wenn wir etwas beschreiben und wir würden das in allen Einzelheiten tun, wären die Wörter und Sätze, die dazu notwendig wären endlos. Nach kurzer Zeit würde unser Gesprächspartner vor Langeweile gähnen, die Geduld verlieren, seinen eigenen Gedanken nachhängen oder weggehen.

- Also lassen wir viele Einzelheiten weg und **tilgen**, was uns nicht wesentlich erscheint.

- Was wir für allgemein gültig und somit allen bekannt halten, **verallgemeinern** wir.

- Von dem, was wir mitteilen wollen, geben wir eine vereinfachte Version weiter.

- Zusätzlich, um die Sache verständlicher und nachvollziehbarer zu machen, interpretieren und werten wir die eigentliche Information und vermischen Interpretation und tatsächlich Passiertes, **verzerren** also die Schilderung im Vergleich zum tatsächlich Erlebtem.

Was wir erleben, unterscheidet sich nicht selten sehr von dem, was wir dann beschreiben oder erzählen. Denken Sie nur an die unterschiedlichen Erzählungen und Schilderungen von zwei Personen, die dieselbe Situation erlebt haben. Aus den Worten auf die ursprünglichen Ereignisse rückzuschließen erscheint tatsächlich oft sehr schwierig. Dennoch wird es ohne nachzudenken ständig getan. Erzählt Ihnen beispielsweise ein Bekannter, dass er in seinem letzten Urlaub an einem Tag voll Sonne und strahlendblauem Himmel unter einem wunderschönen Baum gesessen ist und die Landschaft genossen hat, könnte es sein, dass Sie jetzt bereits eine Vorstellung von dieser Szene haben. Dabei wissen Sie noch nicht einmal, ob es eine Lärche im Gebirge oder eine Palme in der Karibik, ob es ein Sommer- oder ein Winterurlaub war. Dennoch haben Sie ein Bild davon. Erzählen nun Sie diese Schilderung weiter, werden Sie trotz der Absicht, nur zu erzählen, was Ihr Bekannter erlebt hat, dennoch ihre eigenen Bilder beschreiben, die Sie als Erinnerung an die Erzählung im Kopf haben. Möglicherweise sind sie denen Ihres Bekannten sehr ähnlich, vielleicht sind sie aber völlig anders. Und genau das passiert mit Erzähltem laufend und so ist es auch beim Gespräch mit dem Patienten. Das, was tatsächlich passiert ist, unterscheidet sich von den Erzählungen oft sehr deutlich. Genau so sind die Vorstellungen, die wir uns auf Grund einer Erzählung machen, nicht unbedingt ident mit denen, die der Erzähler vermitteln wollte. Das ist ein guter Nährboden für Missverständnisse aller Art. Aus diesem Grund ist es besonders im Pflegebereich, wo auf Grund der Informationen aus dem Gespräch mit dem Patienten Pflegediagnosen gestellt und Maßnahmen abgeleitet werden, sehr wichtig Tatsachen von Interpretationen zu unterscheiden. Um das zu bewerkstelligen, muss nicht jedesmal das Rad neu erfunden werden. Es ist möglich, das Wissen und den Erfahrungsschatz von Leuten, die sich professionell mit Kommunikation beschäftigten, zu nutzen.

Richard Bandler und John Grinder entwickelten in den 70er Jahren ein Sprachmodell, welches genau das berücksichtigt. Es ermöglicht, genau diese Verallgemeinerungen, Verzerrungen und Tilgungen zu erkennen und zu hinterfragen. Dadurch wird es möglich, fehlende Informationen zu erhalten und so wieder eine stärkere Verbindung zwischen einer ursprünglichen Erfahrung und dem, was erzählt wird, herzustellen. Nur so können wir fehlende Fakten ergänzen und wichtige

Informationen miteinbeziehen statt falsche Schlüsse zu ziehen. Menschen neigen dazu zu glauben, sie wüssten schon über alles Bescheid und interpretieren – vieles falsch. Wenn Ihnen ein Patient Informationen gibt, ist es notwendig, mit ihm abzuklären, was diese Informationen genau für ihn bedeuten statt vorauszusetzen, dass man selbst ohnehin weiß, was der Patient meint. Sich selbst klar auszudrücken und gleichzeitig andere möglichst so zu verstehen, wie sie verstanden werden wollen, ist für viele eine Herausforderung. Ihr zu begegnen und daraus zu lernen vermeidet aber – privat wie beruflich – eine Unmenge an Missverständnissen und trägt so zu einem entspannteren und stressfreierem Leben bei. Bei der Anwendung der Fragen sollten Sie aber unbedingt berücksichtigen, dass dauerndes Nachfragen von Ihrem Gesprächspartner sehr leicht als Provokation oder gar als Angriff erlebt werden kann. Deshalb sollten Sie nur nachfragen, wenn Ihre Frage hilfreich ist, etwas genauer abzuklären.

Wie können wir aber nachfragen und worauf kommt es an, wenn wir nachfragen?

Im allgemeinen Sprachgebrauch benutzen wir meist die Frage warum oder wozu. Allein hier gibt es jedoch schon einen Unterschied. Die Frage „Warum?" ist eine Frage, die nach einer Begründung sucht. Eine Erklärung für etwas, das schon passiert ist. Dabei wird die Aufmerksamkeit auf Regeln, Fakten, auf Vorhandenes oder Bestehendes gelenkt. Häufig fühlt sich der Gefragte eher zu einer Rechtfertigung oder Verteidigung herausgefordert als danach, Klärung herzustellen. Dies kommt unter anderem auch daher, dass die ersten „Warum-Fragen" mit denen wir konfrontiert waren, typischerweise von den Eltern gestellt wurden und durchaus als Vorwurf (getarnt in einer Frage) gemeint waren. „Warum hast du denn das Essen hinuntergeschmissen?", „Warum hast du denn dein Zimmer schon wieder nicht zusammengeräumt?" sind für viele Menschen wohlbekannt und lösen tatsächlich am ehesten einen Verteidigungsmechanismus aus. „Wozu?" ist im Gegensatz dazu eine Frage, die auf einen Nutzen in der die Zukunft zielt. Um nun also die Antworten zu bekommen, die man haben möchte, ist es wichtig, die richtigen Fragen zu stellen. Klingt logisch, berücksichtigen wir aber nicht immer. Wenn man den Patienten fragt, ob er ein Hörgerät hat weiß man nachher, ob „ja" oder „nein", aber noch nicht unbedingt, ob er schlecht hört. Um nun diese Veränderungen des Erlebten zu erkennen und zu hinterfragen, stellen wir Ihnen eine vereinfachte Form des „Meta-Modells[1]" von Richard Bandler und John Grinder vor.

Sie haben erkannt, dass die meisten Missverständnisse durch Verzerrungen, Generalisierungen und Tilgungen zustande kommen. Um ihnen vorzubeugen, sind drei grundlegende Fragen:

- Wie meinen Sie das?

- Woher wissen Sie das?

- Wie machen Sie das?

Zum besseren Verständnis möchten wir Ihnen anhand praktischer Beispiele die einzelnen Bereiche genauer vorstellen.

Verzerrungen

- **Komplexe Äquivalenz**
  Zwei Erfahrungen werden gleichgesetzt.

  Ziel:
  Diese Gleichsetzung zu hinterfragen und Gegenbeispiel finden.

  Beispiel:
  Mein Sohn kommt mich nicht besuchen. Er mag mich nicht.
  Fragen:
  „Woher wissen Sie, dass das Nichtbesuchen Ihres Sohnes bedeutet, dass er Sie nicht mag?"

---

[1]Meta-Modell meint: Wenn wir etwas erleben, nehmen wir es mit unseren 5 Sinnen wahr. Aufgrund der beschränkten Aufnahmekapazität unserer Neurologie haben wir in unserer Erinnerung aber nur einen Auszug aus all dem Erlebten. Unsere Erinnerung ist also gleichsam nur eine Abbildung dessen, was wir erlebt haben, also ein Modell. Wenn wir über etwas Erlebtes berichten, beschreiben wir mit unseren Worten somit tatsächlich bloß unsere innere Abbildung des Erlebten. Da Sprache für sich aber auch bloß ein Modell und nicht die Wirklichkeit ist (Baum ist nicht gleich Baum und das Wort Baum kann niemals all dem gerecht werden, was einen Baum ausmacht), ist alles, wovon wir reden, unsere gesamte Sprache, das Modell eines Modells, somit ein Meta-Modell. Und dieses Meta-Modell ist natürlich voll von Veränderungen gegenüber der Wirklichkeit („Meta-Modell-Verletzungen"), die es durch Erkennen und Hinterfragen herauszufinden und aufzulösen gilt.

*„Haben Sie schon einmal jemanden nicht besucht,
den Sie mochten?"*

Beispiel:
„Der Arzt hat mich so komisch angesehen. Ich habe sicher etwas ganz
Schlimmes?"
Fragen:
*„Haben Sie schon einmal jemanden, der gesund war, so angeschaut,
dass er den Blick komisch hätte finden können?"*

Finden Sie selbst aus Ihrer Praxis drei weitere Beispiele für komplexe Äquivalenzen
und hinterfragen Sie sie!

▪ Gedankenlesen

Man behauptet zu wissen, was in einem anderen vorgeht.

Ziel:
Klar machen, dass das kein Wissen, sondern Glauben ist.

Beispiel:
„Er hat was gegen mich."
Frage:
„Woher wissen Sie, dass er was gegen Sie hat?

Beispiel:
„Sie mag mich nicht mehr."
Frage:
„Woher wissen Sie, dass sie Sie nicht mehr mag?"

Finden Sie selbst aus Ihrer Praxis drei weitere Beispiele für Gedankenlesen
und hinterfragen Sie sie!

▪ Verlorener Performativ

Der „Performer", also derjenige, der die Aussage gemacht hat, ist „verloren-
gegangen", bleibt unerwähnt.

Ziel:
Herkunft der Information wiederfinden.

Beispiel:
„Es ist nicht gut, in diesem Spital zu liegen."

Frage:

„Woher wissen Sie, dass es nicht gut ist?" bzw.

„Wer sagt das, dass es nicht gut ist?"

Beispiel:

„Man kann hier ohnedies nichts für meine Mutter tun."

Frage:

„Woher wissen Sie, dass man hier nichts für Ihre Mutter tun kann?" bzw.

„Wer sagt, dass man hier nichts für Ihre Mutter tun kann?"

Finden Sie selbst aus Ihrer Praxis drei weitere Beispiele für verlorene Performative und hinterfragen Sie sie!

Generalisierungen

■ **Universalquantoren**

Einem konkreten Erlebnis wird durch Worte wie „immer, jeder, alle, nie,..." universelle Gültigkeit verliehen.

Ziel:

Entdecken eines Gegenbeispiels und herausfinden, was tatsächlich Anlass zu dieser Aussage gab.

Beispiel:

„Nie bekommt man hier etwas Anständiges zu essen."

Frage:

„Wirklich nie?"

Beispiel:

„Alle hier haben etwas gegen mich."

Frage:

„Wirklich alle?"

Finden Sie selbst aus Ihrer Praxis drei weitere Beispiele für Universalquantoren und hinterfragen Sie sie!

■ **Modaloperatoren**

Geben einer Aussage den Anschein, als wäre sie unumstößlich, z. B. die Wörter: „muss/muss nicht, soll/soll nicht, es ist notwendig, unbedingt darauf zu achten,kann/kann nicht, will/will nicht, möglich/unmöglich, auf keinen Fall,..."

Ziel:
Herausfinden, was wirklich dahinter steht bzw. mich am Tun hindert.

Beispiel:
„Ich kann ihr nicht die Wahrheit sagen."
Frage:
„Was würde passieren, wenn Sie ihr die Wahrheit sagen würden?" bzw.
„Was hindert Sie daran, Ihr die Wahrheit zu sagen?"

Beispiel:
„Ich kann heute auf keinen Fall mehr eine weitere Therapie machen."
Frage:
„Was wäre, wenn Sie heute noch eine weitere Therapie machen würden?"

Finden Sie selbst aus Ihrer Praxis drei weitere Beispiele für Modaloperatoren und hinterfragen Sie sie!

Tilgung

■ **Ungenaues Verb**
Verben, die sehr unbestimmt sind und die mir keinen Aufschluss darüber geben, was tatsächlich vorgefallen ist.

Ziel:
Konkretes Geschehen erfahren.

Beispiel:
„Sie hat mich einfach abgewimmelt."
Frage:
„Wie genau hat sie Sie abgewimmelt?"

Beispiel:
„Er hat mich aber jetzt ganz schön enttäuscht."
Frage:
„Wie hat er Sie jetzt enttäuscht?"

Finden Sie selbst aus Ihrer Praxis drei weitere Beispiele für ungenaue Verben und hinterfragen Sie sie!

■ Einfache Tilgung
Ein Teil der Information wurde weggelassen.

Ziel:
Diesen Teil wiederfinden.

Beispiel:
„Ich bin traurig."
Frage:
„Worüber sind Sie traurig?"

Beispiel:
„Ich habe Angst."
[Gerade hier neigen wir zum Interpretieren. Wir glauben genau zu wissen, wovor unser Patient Angst hat und trösten sofort. Tatsächlich kann er sich aber gleichermaßen vor einer Operation, den Schmerzen, den Folgen, dem Im-Spital-liegen, dem Alleinsein oder 1000 anderen Dingen fürchten]
Frage:
„Wovor haben Sie Angst?"

Finden Sie selbst aus Ihrer Praxis drei weitere Beispiele für einfache Tilgungen und hinterfragen Sie sie!

■ Fehlender Bezug
Die Aussage gibt nicht an, auf wen/was genau sie sich bezieht.

Ziel:
Bezug wiederfinden.

Beispiel:
„Denen bin ich ja ganz egal."
Frage:
„Wem genau sind Sie ganz egal?"

Beispiel:
„Der hört mir gar nicht zu."
[Vielleicht fällt dem einen oder anderen Leser auf, dass in beiden Beispielen auch „Gedankenlesen" steckt, das man gleichermaßen hinterfragen kann.]
Frage:
„Wer genau hört Ihnen gar nicht zu?"

Finden Sie selbst aus Ihrer Praxis drei weitere Beispiele für fehlenden Bezug und hinterfragen Sie sie!

■ Vergleich

Ich stelle Vergleiche an ohne anzugeben, zu wem oder was.

Ziel:
Herausfinden, womit verglichen wurde.

Beispiel:
„Die andere Schwester ist aber viel besser."
Frage:
„Worin ist die andere Schwester besser?"

Beispiel:
„Bei meiner Tante greift die Behandlung aber viel langsamer."
Frage:
„Langsamer als bei wem?"

Finden Sie selbst aus Ihrer Praxis drei weitere Beispiele für Vergleiche und hinterfragen Sie sie!

Wenn Sie das Meta-Modell anwenden, werden Sie entdecken, dass Sie in der Antwort auf die eine Frage bereits wieder die nächsten Modell-Verletzungen entdecken können. Natürlich können Sie diese wiederum hinterfragen, solange, bis Sie bei einer konkreten Erfahrung sind, die einmal gewertet (interpretiert) wurde und danach generalisiert, verzerrt und getilgt. Sobald Sie aber bei einer tatsächlichen Erfahrung angelangt sind, können Sie den Patienten dazu bewegen, diese neu zu bewerten. Was vorher ein riesiges, abstraktes Problem war, ist vielleicht jetzt bloß noch ein einziges Verhalten einer bestimmten Person ... das auch ganz etwas anderes bedeuten kann, als der Patient ursprünglich glaubte. Das Meta-Modell hat den Zweck, einen Menschen wieder mit seinem ursprünglichen Erlebnis in Kontakt zu bringen. So hilft es, mehr Information über das zu bekommen, was real ist und selbstgemachte Einschränkungen aufzulösen. Wie Ihnen vielleicht bereits aufgefallen ist, gibt es wohl keinen Satz, den man nicht hinterfragen könnte. Nutzen Sie das Meta-Modell nur dort, wo es wichtig sein könnte, mehr zu erfahren, da ständiges Fragen für gewöhnlich als ausgesprochen lästig empfunden wird und dann kommen Sie durch diese Fragen nicht besser mit anderen in Kontakt, sondern vergraulen sie.

Die Pflege planen

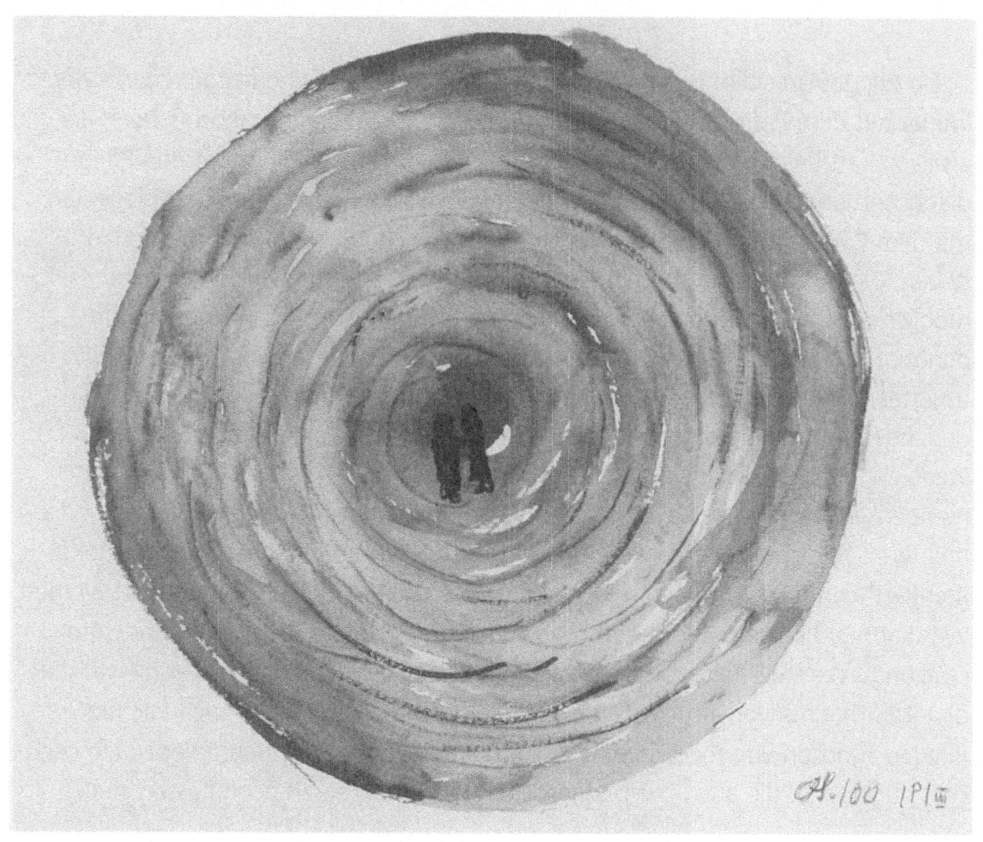

Der Pflegeplan ist ein individueller Plan für den Patienten. Er enthält die Pflegediagnosen und Ressourcen, die die Grundlagen für die Formulierung des Pflege-
zieles bilden. Weiters enthält er die zur Zielerreichung nötigen Maßnahmen und
die Kriterien zur Evaluierung der Ziele.

Durch den Pflegeplan erhalten alle Kollegen im Team die notwendigen Informationen und Handlungsanweisungen. Der Pflegeplan sollte aber nicht nur für
Pflegepersonen nützlich sein, sondern auch anderen Berufsgruppen zur Verfügung
stehen. So kann zum Beispiel eine Angabe über das Gehvermögen des Patienten
auch durch die Physiotherapie genutzt werden. Durch einen Pflegeplan lassen sich
Pflegeziele wesentlich effizienter erreichen. Die gesamte Betreuung wird dadurch
für alle Beteiligten transparenter. Pflegemaßnahmen können kontinuierlich durchgeführt werden und die Kommunikation darüber wird erleichtert. Der Pflegeplan
trägt auch dazu bei dem Patienten unnötige „Doppelläufigkeiten" und Fragen zu
ersparen. Ein gut geführter Pflegeplan erleichtert die Betreuung der Patienten.

Ein Pflegeplan sollte nicht nur von Seiten der Pflege alleine festgelegt, sondern
immer mit dem Patienten gemeinsam. Denn die Pflegediagnosen und Ziele, die wir
als Fachkraft beim Patienten erkennen, müssen nicht unbedingt mit den Pflegediagnosen und Zielen des Patienten übereinstimmen. Daher muss der Pflegeplan
mit dem Patienten abgesprochen werden. Natürlich wird es auch Situationen
geben, wo aufgrund des Allgemeinzustandes des Patienten eine Absprache nicht
möglich ist. Das Patientengespräch mit dem Schwerpunkt der Pflegeplanung
benötigt so wie jedes andere professionelle Gespräch ein zielgerichtetes und struk-
turiertes Vorgehen. Die dazu notwendigen Grundlagen finden Sie in den voran-
gegangenen Kapiteln. Ein Pflegediagnose besteht dann (vereinfacht ausgedrückt),
wenn die Selbständigkeit des Patienten beeinträchtigt ist und es von ihm nicht
kompensiert werden kann. Solche Probleme oder Defizite können auf einen oder
mehrere Lebensbereiche zutreffen. Sind Defizite vorhanden, müssen diese dokumentiert werden. Es müssen mit dem Patienten folgende Fragen abgeklärt werden:
Was kann er alleine durchführen? Wo braucht er gezielte Anleitung oder Unterstützung? Welches Ziel möchte der Patient erreichen? Wo benötigt er die vollständige Übernahme von Tätigkeiten durch die Pflegeperson? Es ist auch wichtig
Pflegediagnosen von medizinischen Diagnosen zu unterscheiden. Pflegediagnosen
sind nur solche, die auch mit pflegerischen Maßnahmen zu beeinflussen sind.

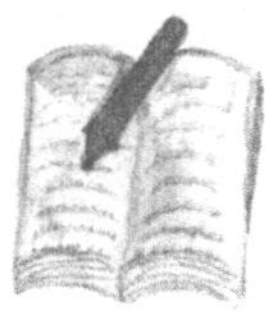

Tipps für die Praxis

- Besprechen Sie die Pflegeplanung, sofern es möglich ist, immer mit den Patienten.

- Berücksichtigen Sie die Ressourcen des Patienten, es kann die Motivation und/oder den Genesungsprozess fördern.

- Formulieren Sie die Pflegediagnosen so genau, kurz und prägnant wie möglich.

- Bedenken Sie: Je genauer und klarer die Pflegediagnose formuliert ist, desto exakter und einfacher ist die Zielsetzung und Evaluierung.

- Pflegeziele müssen von allen Kollegen nachvollzogen werden können, daher beziehen Sie sich auf objektive (messbare) Ziele.

Es wäre auch wünschenswert den Pflegeplan interdisziplinär im Team zu besprechen und wenn möglich gemeinsam abzustimmen. Auch die Einbeziehung von Angehörigen kann notwendig und hilfreich sein. Einer der wichtigsten Schritte bei der Pflegeplanung ist es bei den Pflegediagnosen Prioritäten zu setzen. Oft haben Patienten mehrere Pflegediagnosen. Sie müssen nun entscheiden, welche davon die wichtigsten Pflegediagnosen sind und welche warten können. Jene Pflegediagnosen, bei denen der Patient akut gefährdet ist oder die eine vitale Bedrohung für den Patienten darstellen, haben immer höchste Priorität. Aufgrund Ihrer Fachkompetenz und der Bedürfnisse des Patienten müssen Sie dann wieder entscheiden, welche Diagnosen Priorität haben und geplant werden und welche nicht. Ein Pflegeplan muss praktisch umsetzbar und anwendbar sein.

Voraussetzung dafür ist, dass er knapp, einfach formuliert und für die betreuenden Pflegepersonen nachvollziehbar ist. Damit ein Pflegeplan erfolgreich verläuft, ist es besonders wichtig die Pflegeziele sehr genau zu benennen.

Mit dem Patienten Pflegeziele vereinbaren

Bitte legen Sie jetzt das Buch weg und denken Sie einige Minuten über Pflegeziele nach.

Haben Sie das Buch weggelegt oder gleich weitergelesen?
Wie lange hat es gedauert, bis Sie weitergelesen haben?
Die Frage ist, wenn Sie es getan haben, was Sie dazu motiviert hat. (Weil wir es hier an dieser Stelle so geschrieben haben und Sie schon im vorherigen Teil des Buches dazu gebracht haben uns zu vertrauen, haben Sie es halt getan? Oder was war ausschlaggebend?) Wenn Sie gleich weitergelesen haben, was hat Sie dazu bewogen? Haben Sie sich gefragt, was das jetzt soll? Wozu dies gut sein sollte? Was Sie tun sollten, war doch klar formuliert, nicht? Unser Ziel war, dass Sie eine Idee bekommen, wie wichtig neben der Frage Was? auch die Klärung des Wozu? ist. Wenn man nicht weiß, wozu etwas gut sein sollte oder wozu es einem nützt, ist es wenig wahrscheinlich, dass man etwas tut, was ein anderer will. Außer natürlich, Sie haben andere wichtige Gründe. Aber auch wenn Sie etwas für jemanden, also ihm zuliebe, tun, so tun Sie es doch um auch für sich selbst etwas zu tun, etwa die Zuwendung nicht zu verlieren oder ähnliches. Trotzdem, wenn Sie von vornherein sehen, welchen Vorteil Sie davon haben, wenn Sie etwas tun, wird die Wahrscheinlichkeit erstens höher sein, dass Sie es tun, Sie werden es lieber tun und Sie werden es besser tun.

Im Pflegealltag kommt es immer wieder vor, dass Tätigkeiten beim Patienten durchgeführt werden um ein Pflegeziel zu erreichen, ohne dass der Sinn für den Patienten definiert worden wäre oder für ihn überhaupt erkennbar oder gar vorhanden scheint. Klare Ziele sind jedoch wichtig für die Orientierung und Zusammenarbeit. Sie sind sozusagen das Leuchtfeuer für die Mitarbeit. Je früher und besser Sie mit dem Patienten festlegen können, was erreicht werden soll, desto eher sichern Sie sich die Unterstützung. Es nützt jedoch wenig, wenn Sie aufgrund der Pflegeanamnese zu Informationen und aufgrund einer Diagnosestellung zu Zielen gekommen sind, wenn der Patient das Ziel und die Zwischenschritte nicht kennt und vor allem nicht weiß, wozu ihm das nützen soll. Oft scheint es für Sie ganz vordergründig und nicht erklärungsbedürftig; und die Annahme, für den Patienten wäre es ebenso – er will ja gesund werden –, liegt auf der Hand. Das dies ganz und gar nicht immer so ist, kennen wir aber auch alle aus unserem Arbeitsalltag. Plötzlich will der Patient etwas nicht, er verhält sich nicht kooperativ und wird als schwierig empfunden. Überlegen Sie einmal, wie Sie sich verhalten würden, wenn Sie etwas tun sollten, das vielleicht unangenehm oder schmerzhaft ist und von dem Sie nicht genau wissen, wozu es überhaupt gut sein soll. Das Klären der Ziele mit allen, die an seiner Erreichung beteiligt sind, kostet natürlich Zeit. Nicht immer ist es leicht, gemeinsam Ziele zu vereinbaren. Deshalb ist es hilfreich sich selbst einmal zu überlegen, wozu uns Ziele nutzen und wozu wir diese auch noch mit dem Patienten abklären sollen. Hier einige Beispiele, wozu Pflegeziele gut sind:

- um zu motivieren

- um den Sinn einer Handlung zu erkennen

- um die Ressourcen wirklich einsetzen zu können

- um die gemeinsame Arbeit zu planen

- um zu klären, ob auch alle Beteiligten dieses Ziel erreichen wollen (oder können)

- um Zeit zu sparen

- um Kooperation zu erleichtern

Wenn Sie also selbst (und nicht nur, weil im Pflegeprozess so vorgesehen) meinen, das Festlegen von Zielen mit dem Patienten wäre besser als das Festlegen von Zielen für den Patienten, dann gibt es einige hilfreiche Erkenntnisse, wie Sie das am besten tun können. Das Ziel muß einfach, positiv formuliert, erreichbar, ökonomisch und überprüfbar sein. Ein Pflegeziel soll mit dem Patienten gemeinsam und (wenn möglich) auch in seinen Worten formuliert werden. Sollte dies nicht möglich sein, weil der Patient vielleicht nicht ansprechbar ist, versuchen Sie Angehörige in die Zielsetzung miteinzubeziehen. Natürlich ist für uns alle vollständige Genesung und Selbständigkeit unserer Patienten wünschenswert, aber nicht immer realistisch. Daher muss das Ziel für den Patienten, aber auch für unsere eigene Motivation zu erreichen sein und realistisch formuliert werden. Möglicherweise sind kleinere Ziele, die zu einem größeren führen, notwendig. Teilen Sie in langfristigere Ziele (Fernziele) und in kurzfristige Ziele (Nahziele). Warum? Können Sie schwimmen? Wenn ja, erinnern Sie sich bitte daran, wie Sie es gelernt haben. Sie haben sicher schrittweise damit begonnen, zuerst wahrscheinlich gemeinsam mit Ihren Eltern im Kinderbecken und mit diversen Hilfsmitteln wie z. B. Schwimmreifen. Erst nachdem Sie Fortschritte gemacht haben, sind Sie ohne Hilfsmittel und später alleine ins tiefe Wasser gegangen. Genau dieses schrittweise Vorgehen benötigen wir auch bei der Formulierung von Pflegezielen. Daher planen Sie unbedingt kurzfristig erreichbare Ziele (Zwischenschritte) mit ein. Lassen Sie den Patienten klare und eindeutige Antworten auf das „Wozu?" formulieren. Bei dieser Frage ist die Klärung nach der Ökonomie, nämlich ob der Patient es auch für vorteilhaft hält dieses Ziel zu erreichen, enthalten. Wenn ein Patient gar nicht wieder gehen lernen will, weil er weiß, dann kommt er nach Hause und er Angst davor hat, nützt es Ihnen wenig dieses Ziel mit ihm festzulegen. Die einfache Frage, welche Auswirkungen es haben wird, wenn Sie Ihr Ziel erreicht haben werden (und zwar positive und negative) kann Ihnen viel Zeit und Mühe sparen. Viel eher können Sie hier eine Gelegenheit finden gemeinsam Ziele und Wege zu entwickeln, die Sie dann auch gehen können. Erst wenn das Ziel festgelegt ist (diese Klärung nimmt eher mehr als die Hälfte der Zeit in Anspruch) dann planen Sie, wie Sie dieses Pflegeziel erreichen werden. Was genau ist notwendig? Welche Ressourcen hat der Patient? Was kann er dazu beitragen und was tun Sie von Ihrer Seite? Welches Pflegeproblem liegt in dem betreffenden Lebensbereich vor? Welche Zielsetzung kann abgeleitet werden? Legen Sie gemeinsam fest, wie Sie erkennen werden, dass das Ziel erreicht ist. Klären Sie, wann und wie Sie evaluieren werden und nach welchen Kriterien Sie das tun werden. Für jede festgelegte und formulierte Pflegediagnose muß es ein Pflegeziel geben.

Zusammenfassung – Zielvereinbarungen mit dem Patienten

Bei jeder Zielvereinbarung mit dem Patienten sollten Sie sich folgende Fragen stellen bzw. sich über die einzelnen Punkte Gedanken machen.

Gegenwärtiger Zustand – „Der Ausgangspunkt"

- Was ist der Ist-Zustand des Patienten?
- Was möchte er verändern?
- Was möchten Sie als Pflegeperson verändern?

Zielzustand – „Der Wunsch"

Einerseits muß das Ziel des Patienten formuliert werden und andererseits müssen sie Ihre professionelle Sicht einbringen.

Ziele sollten:
- motivierend und erstrebenswert sein;
- realistisch sein, d.h., das Ziel muss sich im Bereich des Möglichen befinden;
- positiv formuliert sein (wir können „nein" oder „nicht" zwar sagen, aber nicht denken);
- konkret formuliert sein. Steigerungen („Ich möchte gesünder werden") und Vergleiche („Ich möchte so klar sein wie Frau...") sind deshalb zu vermeiden;
- kontextualisiert sein. Wo, wann und eventuell mit wem möchte der Patient sein Ziel erreichen?
- sinn-voll sein. Sie und auch der Patient muss mit den Sinnen wahrnehmen können, dass er das Ziel erreicht hat. Was sind die Kriterien, an denen Sie es erkennen werden?

Der ziellose Mensch erleidet sein Schicksal.
Der zielbewusste gestaltet es.

(Immanuel Kant)

Zielverhalten – „Die Wegbeschreibung"

Legen Sie fest, was Sie tun können (Pflegeplan) und was der Patient tun kann, um dem obengenannten Zielzustand näherzukommen. Sie schaffen damit einen kurzen Feedbackbogen. Der Patient weiß also somit, wann er sich auf Kurs befindet. Das zu erkennen kann stark motivierend wirken.

- Woran werden Sie laufend überprüfen können, ob er weiter auf Kurs ist?
- Wenn es eine erste Verbesserung gäbe, die sie wahrnehmen könnten, was könnte das sein?

> ... denn der Weg ist das eigentliche Ziel

Auswirkungen

Der Weg zum Ziel und die Wunscherreichung werden für den Patienten und dessen Umgebung Konsequenzen haben. Veränderung passiert nur dann wirklich, wenn er mit diesen Auswirkungen einverstanden ist bzw. glaubt, unerwünschte Auswirkungen bewältigen zu können. Fragen für diesen „Ökologie-Check" sind:

- Was war das Gute an der alten Situation?
- Was ist das Schlechte an der neuen Situation?
- Was muss der Patient aufgeben, um das Ziel zu erreichen?
- Wofür könnte das Neue ein Anfang sein, in welche Richtung könnte sich das noch weiterentwickeln?
- Ist das für den Patienten erstrebenswert?

> Das Gegenwärtige ist begrenzt,
> das Mögliche ist unermesslich.
>
> (Abraham Lincoln)

Ressourcen

Klären Sie noch einmal alle Voraussetzungen, die zu einer guten Entwicklung beitragen:

- Was ist das Schlechte am alten Zustand?
- Was ist das Gute am neuen Zustand?
- Ressourcen 1: Welche Ressourcen (Erfahrungen, Wissen, Glauben, Ideen, Fähigkeiten, Menschen, die helfen, Geräte,...), die das Erreichen des Zieles erleichtern könnten, hat der Patient jetzt schon?

- Welche die Pflegeperson?
- Ressourcen 2: Welche Ressourcen braucht der Patient noch und wie werden Sie sie beschaffen?
- Welche die Pflegeperson?

> **Jede Verbesserung ist ein Fortschritt,**
> **aber nicht jeder Fortschritt ist eine Verbesserung.**
>
> (Sigfried Graff)

Der Weg

Stellen Sie sich gemeinsam die ersten Gelegenheiten vor, bei denen Sie bemerken werden, dass Sie noch immer auf „Kurs" sind!

- Was sind die nächsten Etappen auf dem Weg zum Ziel (Nah-Ziele)?
- Wann sind die jeweiligen Evaluierungszeitpunkte?
- Woran könnte der Patient erkennen, dass er weiterhin auf „Kurs" ist ?
- Was könnte er dazu beitragen, sich auf „Kurs" zu halten?
- Was werden Sie dazu beitragen?

> **Wenn du das tust,**
> **was du schon immer getan hast,**
> **wirst du das bekommen,**
> **was du schon immer bekommen hast.**
>
> **Wenn du das,**
> **was du möchtest,**
> **noch nicht bekommen hast,**
> **dann tue etwas anderes!**
>
> (Richard Bandler)

Weitere Beispiele für Zielvereinbarungen aus der Praxis:

Beispiele für die grobe Richtung von Zielen:

- die Nahrungsaufnahme soll selbständiger werden
- mehr Selbständigkeit in der Körperpflege
- Mobilität soll sich verbessern

Ein Pflegeziel hat Kriterien, mit denen die Pflegemaßnahmen auf ihre Wirksamkeit überprüft werden können. Komme ich mit meinen Pflegemaßnahmen zum Ziel? Erst die festgelegten Kriterien machen ein Ziel überprüfbar.

Beispiel:

- Konnte durch die gezielte Anleitung bei der Körperpflege die Selbständigkeit des Patienten verbessert werden?
  Zielkriterium:
  Kann den Arm soweit heben, dass er sich selbst das Gesicht waschen kann.

Ein Pflegeziel zeigt aber auch die Veränderung bezüglich der Ausgangssituation und dem Endresultat auf. Was konnte erreicht oder verbessert werden?

Beispiele:

- Ausgangssituation: Patient kann sich nicht selbständig waschen.
  Endresultat: Patient kann sich Gesicht und Oberkörper selbständig waschen.

- Ausgangssituation: Patient kann seine Nahrung nicht selbständig zu sich nehmen.
  Endresultat: Patient kann selbständig mit dem Löffel essen, wenn die Nahrung entsprechend vorbereitet (püriert) wird.

Weitere Beispiele für Pflegeziele aus der Praxis:

- kann sich Oberkörper selbst waschen
- trinkt täglich zwei Liter Flüssigkeit
- nimmt pro Tag 1500 Kalorien zu sich
- kennt die Maßnahmen um Hypoglykämie auszugleichen
- kann mit Stock vom Bett bis zum Tisch gehen

Was wird mit Pflegezielen beabsichtigt?

- Ein Pflegeziel kann die Veränderung eines momentanen Zustandes beschreiben (Veränderung = Ziel):

  Istzustand: *Herr ... hat keine Kenntnisse bezüglich der Diät bei Diabetes.*
  Sollzustand: *Herr ... hat das notwendigen Wissen über richtige Ernährung bei Diabetes.*
  Das heißt, er weiß, was er essen darf und was nicht und in welchen Mengen.

Istzustand: *Frau ... kann sich Insulin nicht verabreichen.*
Sollzustand: *Frau ... ist bezüglich Insulinverabreichung selbständig.*

Das heißt, sie kennt die für sie notwendigen Einheit, weiß, wie man Hautdesinfektion durchführt,...

■ Ein Pflegeziel kann aber auch die Beibehaltung eines momentanen Zustandes beschreiben (Erhaltung = Ziel):

Istzustand: *Intakte Haut*
Sollzustand: *Intakte Haut*
Istzustand: *Frau ... nimmt ihre Mahlzeiten selbständig bei Tisch ein.*
Sollzustand: *Frau ... nimmt ihre Mahlzeiten selbständig bei Tisch ein.*

Ziele, die sich auf die Zustandserhaltung beziehen, finden wir häufig im Bereich der Geriatrie.

Pflegeziele müssen so formuliert sein, dass sie für alle anderen Personen, die mit dem Patienten arbeiten, nachvollziehbar sind. Daher formulieren Sie genau und detailliert.

Patient trinkt ausreichend	Patient trinkt täglich mindestens 1500 ml

Es empfiehlt sich Pflegeziele positiv zu formulieren:

kein Decubitus	Intakter Hautzustand
keine Gewichtsabnahme	Gewicht von 50 kg beibehalten

- Es muß auch ein Datum bis wann das Pflegeziel erreicht werden soll, in der Pflegeplanung enthalten sein. Sonst ist eine Ergebnissicherung beziehungsweise eine Evaluierung nicht möglich.

Pflegemaßnahmen

Wenn Sie Pflegeziele festgelegt haben, ist der nächste Schritt die dazu notwendigen Pflegemaßnahmen zu planen. Auch die Maßnahmen müssen so formuliert sein, dass alle Beteiligten diese nachvollziehen können.

Tipps für die Praxis

Überlegen Sie und setzen Sie fest:

- Was muss getan werden?

- Wie muss etwas durchgeführt werden?

- Wann und wie oft soll die Durchführung erfolgen?

Durchführung der Pflege

Pflegemaßnahmen, die festgelegt wurden, müssen auch durchgeführt werden. Diese geplanten Pflegemaßnahmen sind verbindliche Vorgaben für das gesamte Team. Wenn Sie von den Vorgaben abweichen, so müssen Sie dies entsprechend begründen und dokumentieren. Wenn Sie Pflegeziele mit dem Patienten vereinbaren wollen und nicht Ziele für ihn festlegen wollen, dann setzt dies die Möglichkeit der Mitentscheidung und Mitsprache voraus.

Einige Überlegungen zur Selbstbestimmung des Patienten

Sie suchen gemeinsam nach Zielen und Wegen, die vor allem die Bedürfnisse und Wünsche des Patienten berücksichtigen sollen. Grundsätzlich haben sowohl Pflegekräfte als auch Patienten Vorstellungen über Ausmaß und Art der Pflegebedürftigkeit und auch über die erforderlichen Pflegeleistungen (Darmann 2000). Stimmen diese Vorstellungen überein, leisten die meisten Patienten den Behandlungsangeboten Folge und sind mit den geplanten und durchzuführenden Maßnahmen einverstanden. Sie sind „kooperativ". Die Pflegeperson fordert den Patienten zum Beispiel zu einer Handlung auf und der Patient ist damit einverstanden und führt sie durch. Die Vorstellungen von Pflegeperson und Patienten können also übereinstimmen, müssen aber nicht. Wenn die Sichtweisen über die notwendige Pflege nicht übereinstimmen, ist dies häufig ein Grund für Konflikte zwischen Pflegeperson und Patient. Der Patient hat hier verschiedene Möglichkeiten. Er kann kooperativ sein, aber nicht kooperativ sein wollen. Er macht zwar, was wir von ihm wollen, tut dies jedoch eher gegen seine Auffassung. Oder der Patient bringt der Aufforderung zwar keinen Widerstand entgegen, jedoch wenn die Pflegekraft nicht dabei ist, umgeht er die Anordnungen. Er ist also jedoch nur scheinbar kooperativ. Es kann aber auch sein, dass der Patient die Kooperation mit den Pflegekräften verweigern. Er hat andere Vorstellungen und entscheidet sich gegen die Erwartungen und Vorstellungen der Pflegeperson. Dies kann vor allem bei Patienten sein, die spezielle Kenntnisse über ihre Erkrankung oder darüber, wie etwas gemacht werden sollte, haben. Chronisch Kranke haben meist langjährige Erfahrung und sind manchmal den Pflegekräften auf diesem Gebiet überlegen. Oder es betrifft auch Patienten, die selbst in einem medizinischen oder Pflegeberuf arbeiten. Es gibt auch Situationen, wo der Patient wegen seiner körperlichen oder geistigen Verfassung gar nicht mitentscheiden kann. Hier können und müssen Sie für ihn festlegen, was und in welcher Art Sie tun. Sie können dabei so entscheiden, wie wahrscheinlich auch der Patient entschieden hätte, also „in Vertretung", oder – mit den besten Absichten – so wie Sie es für das Beste halten. Die eigenen Absichten auch gegen den Willen einer anderen Person durchzusetzen, nennt man Macht. Wenn Patienten bestimmte Handlungen nicht selbst ausführen können und darauf angewiesen sind, dass wir dies für sie tun, besteht hier eine Abhängigkeit von der Hilfestellung oder Pflegeleistung. Diese Pflegeleistung ist auch nur möglich, weil die Pflegeperson Kompetenzen oder Möglichkeiten hat, die der Patient (in der Regel) nicht hat. Zusätzlich stellen Pflegepersonen für den Patienten eine wichtige Informationsquelle dar. Der Informationsvorsprung beinhaltet nicht nur pflegerisches oder medizinisches Wissen, sondern auch Informationen über den Gesundheitszustand des Patienten. Außer bei medizinischen Diagnosen können Sie darüber entscheiden, welche Informationen der Patient erhält und welche nicht. Die Möglichkeit zu freien Entscheidungen hat also jeder Patient, der geistig und körperlich dazu in der Lage ist. Der Patient trifft die Entscheidung hinsichtlich seiner Pflegebedürftigkeit und der erforderlichen Pflegemaßnahmen. Pflegepersonen können jetzt dazu beitragen, also Entscheidungsfreiheit ermöglichen, sie können aber auch Druck ausüben und behindern oder sie können verweigern. Bei der Pflegeplanung ermöglichen Sie dem Patienten freie Entscheidungen, indem Sie ihn daran beteiligen und einbeziehen. Wenn Sie gezielte Fragen nach pflegebezogenen Wünschen und Bedürfnissen stellen, zu denen der Patient Stellung nehmen oder er mitentscheiden kann, ob eine Pflegehandlung durchgeführt werden soll oder nicht, ist es wichtig, sachlich richtige und vollständige Informationen zu den Pflegehandlungen zu geben. Die Herausforderung ist es, dies in solchen Worten zu formulieren, daß es für den pflegerischen Laien möglich wird, die Konsequenzen seiner Entscheidung auch abzusehen. Dabei sollte Ihnen klar sein, dass der Unterschied zwischen „neutraler" Information und der Absicht, den Patienten zu etwas zu bewegen, sehr klein ist. Wenn der Patient sich gegen Ihr Pflegeangebot entscheidet, kann dies leicht als „persönliche Zurückweisung" empfunden werden. Die Pflegeperson trägt jedoch nur die Verantwortung für die Bedingungen der Entscheidungsfindung, nicht für die Entscheidung und das Handeln des Patienten. Wenn die Entscheidung des Patienten jedoch nicht berücksichtigt wird, dann ist Kooperation unwahrscheinlich und der Patient wird oft als „schwierig" bezeichnet. Die Frage danach, wer über Pflegebedürfnisse und Pflegehandlungen entscheidet und welche Möglichkeiten die Beteiligten haben sich durchzusetzen, ist besonders konfliktreich. Die Auseinandersetzung damit und die Betrachtung der jeweiligen Situation mit dem einzelnen Patienten ist jedoch ein erster notwendiger Schritt.

Gesundheitsberatung im Gespräch

In der täglichen Praxis werden Sie oft von Patienten und Angehörigen um Rat gefragt, da Sie aus der Sicht der Patienten die Experten für unterschiedliche Pflegesituationen sind. Diese Beratungsfunktion ist eine Gelegenheit die pflegerische Fachkompetenz in einem weiteren Bereich einzusetzen. Sie ist auch im Gesundheits- und Krankenpflegegesetz geregelt.

Der eigenverantwortliche Tätigkeitsbereich umfasst unter anderem auch die Gesundheitsförderung und Gesundheitsberatung im Rahmen der Pflege. Dies betrifft die Information der Krankheitsvorbeugung und Anwendung von gesundheitsfördernden Maßnahmen, soweit sie die Pflege betreffen. Wenn es sich jedoch um Auskünfte handelt, die nicht ausschließlich pflegebezogen sind, ist die Beratung in Zusammenarbeit mit anderen Gesundheitsberufen durchzuführen (vgl. Faßbinder und Lust 1997). Um zu erkennen ob es sich um ein Beratungsgespräch handelt, sollten Sie sich zunächst einmal die Frage stellen, wer das Problem hat. Es ist kein Beratungsgespräch, wenn die zu beratende Person kein Problem hat. Das heißt, wenn ein Patient übergewichtig ist, aber kein Problem mit seinem Übergewicht hat, so macht es keinen Sinn, ihn über diverse Möglichkeiten der Gewichtsreduktion zu beraten. Die Beratung ist auch nur dann von Bedeutung, wenn der Patient die Möglichkeiten hat die Empfehlungen umzusetzen. Klären Sie diese Möglichkeiten im Gespräch mit dem Patienten ab. Im Mittelpunkt eines Beratungsgespräches sollen keinesfalls ausschließlich Ratschläge stehen. Ziel ist es, den Patienten beim Finden seiner Lösungen für seine Probleme zu unterstützen. Die Beiträge des Patienten sind sehr wichtig, denn nur er weiss was er annehmen will und für gut oder schlecht für ihn befindet. Sie als Pflegeperson bringen sich in das Gespräch ein, indem Sie dem Patienten Ihr Fachwissen und Ihre Erfahrung zur Verfügung stellen.

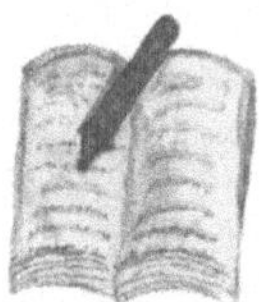

Tipps für die Praxis

So wie bei allen professionell geführten Gesprächen ist auch hier die Vorbereitung sehr wichtig. Planen Sie das Gespräch und beachten Sie die folgenden Voraussetzungen:

- Suchen Sie sich einen Raum, wo Sie ungestört sind.

- Vereinbaren Sie mit dem Patienten den Termin für das Beratungsgespräch.

- Sagen Sie dem Patienten, wie lange Sie Zeit haben.

- Informieren Sie Ihre Kollegen über das Gespräch und ersuchen Sie, dass Sie nicht gestört werden.

- Stellen Sie Ihr eigenes Mitteilungsbedürfnis zunächst zurück und hören Sie zu.

  Wichtig in einem Beratungsgespräch ist auch das Zuhören. Das eigene Fachwissen sollte zunächst zurückgestellt werden. Der Patient hat Vorrang, seine Gedanken und Äußerungen haben Priorität.

- Haben Sie Geduld.

  Oft empfindet man Problemstellungen seines Gegenübers als nicht schwierig oder hat bereits eine Lösung parat. Bleiben Sie trotzdem geduldig und hören Sie weiter zu. Denn nur wenn Ihr Gegenüber die Gelegenheit hat, seine Gedanken und Gefühle zum Ausdruck zu bringen, kann er auch aktiv zur Problemlösung beitragen.

Beenden
der Pflegebeziehung

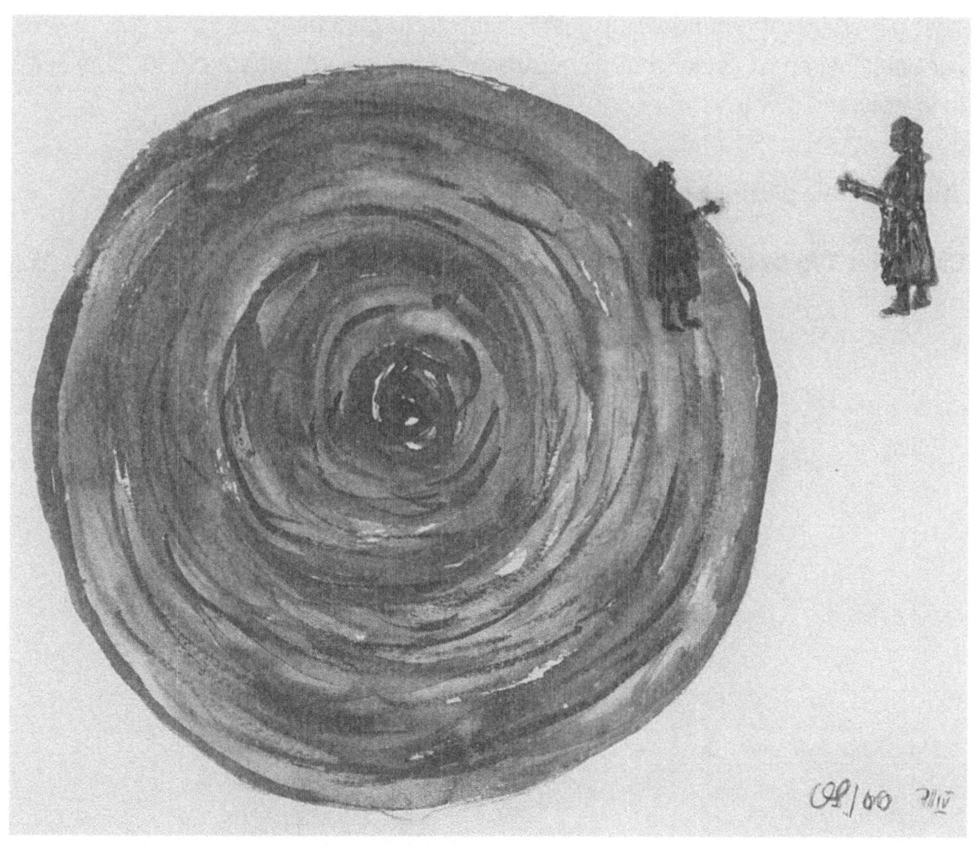

Zur Pflegebeziehung gehört nicht nur ein guter Beginn und das Aufrechterhalten, sondern auch das Beenden. Das Beenden einer Pflegebeziehung kann verschieden verlaufen.

Es kann sein, dass die gesundheitlichen Probleme nicht mehr bestehen und somit keine Pflege mehr notwendig ist. Ist der Patient nicht mehr auf Ihre Unterstützung angewiesen, kann er sich aber trotzdem unsicher fühlen. „Wie wird es mir gehen, wenn ich zu Hause bin? Kann ich meinen Alltag auch wirklich bewältigen? Werde ich meinen Beruf weiter ausüben können?" Es kann auch sein, dass weiterhin gesundheitliche Beschwerden bestehen und Sie dazu von pflegerischer Seite her mit dem Patienten etwas besprechen oder organisieren müssen.
In beiden Fällen ist es wichtig, bevor Sie die Pflegebeziehung beenden, die Pflege in aktiver Zusammenarbeit mit dem Patienten zu reflektieren.
Was wurde alles getan? Welche Ziele wurden erreicht? Welche Vorbereitungen für die Entlassung müssen noch getroffen werden? Welche Informationen benötigt der Patient noch? Auch nur die Frage: „Waren Sie mit unserer Betreuung zufrieden oder haben Sie Anregungen für uns?", kann dazu genügen.
Für beide Seiten ist es der natürliche Abschluss einer Verbindung, die für eine Zeit lang notwendig war.

Ein neuer Tag beginnt ...

... und da nahm ich mir einmal Zeit

Es war an einem herrlichen Sommermorgen. Die Sonne hatte sich noch nicht in ihrer vollen Pracht offenbart, aber die laue und erfrischende Wärme des angebrochenen Morgens bezauberte mich. Schon seit meiner Kindheit liebe ich den Tagesanbruch besonders. Seine Helligkeit und Frische haben mich wohl zur Frühaufsteherin gemacht.

Ich war auf dem Weg zur Arbeit, einem Spital am Stadtrand, das in seiner Art einzigartig zu sein scheint. Umgeben von herrlichem Grün und voller liebenswerter Menschen schien ich immer äußerst erfüllt, doch an diesem Tag schossen mir plötzlich überraschende Gedanken durch den Kopf: Könnte es sein, dass meine Routine jeden Tag aufzustehen, jeden Tag denselben Weg zur und von der Arbeit zu gehen, jeden Tag dieselben Handlungen durchzuführen mich zum Sklaven machten? Könnte es sein, dass die vielen Tage und Jahre mich abgestumpft hätten? Diese und andere Fragen entstanden unerwartet, aber auch die wundervollen, belohnenden Momente fielen mir ein: ein Dankeschön eines Patienten aus tiefster Überzeugung mit Tränen in den Augen, meine Kollegen mit denen ich wahrhaftig beklemmende, aber auch erfreuliche Situationen teilen durfte. Und auch Frau Berni fiel mir ein. Frau Berni sagte einmal zu mir, dass ich mir einen sehr edlen Beruf ausgesucht hätte, dass es ihr aber unheimlich viel geben würde, wenn ich einmal die Zeit hätte ihr zuzuhören. All dies beschäftigte mich auf meinem Weg und eh ich mich versah, war ich auch schon im Krankenhaus angelangt. An diesem Tag schwor ich mir, heute möchte ich es anders machen. An diesem Tag würde ich mir besonders viel Zeit nehmen. Zeit, um den Menschen hinter dem Patienten kennenzulernen.

Doch an meinen Arbeitsplatz kam mein Enthusiasmus zum Stocken. Vor mir lagen viele Anmeldeformulare, Krankengeschichten, Dienstpläne, draußen hektisches Treiben, und auch die sich nähernde Visite würde mir nicht die Zeit lassen mein Vorhaben umzusetzen. Während ich meine Pflichten erfüllte, träumte ich weiter davon mir mit Frau Berni eine gemütliche Ecke zu suchen, Cappuccino zu trinken und über ihr Leben zu plaudern. Was ich bereits über ihre Lebensgeschichte wusste, erfüllte mich schon mit Neugierde. Sie war Schauspielerin gewesen, hatte ferne Länder bereist und viele interessante Menschen getroffen.

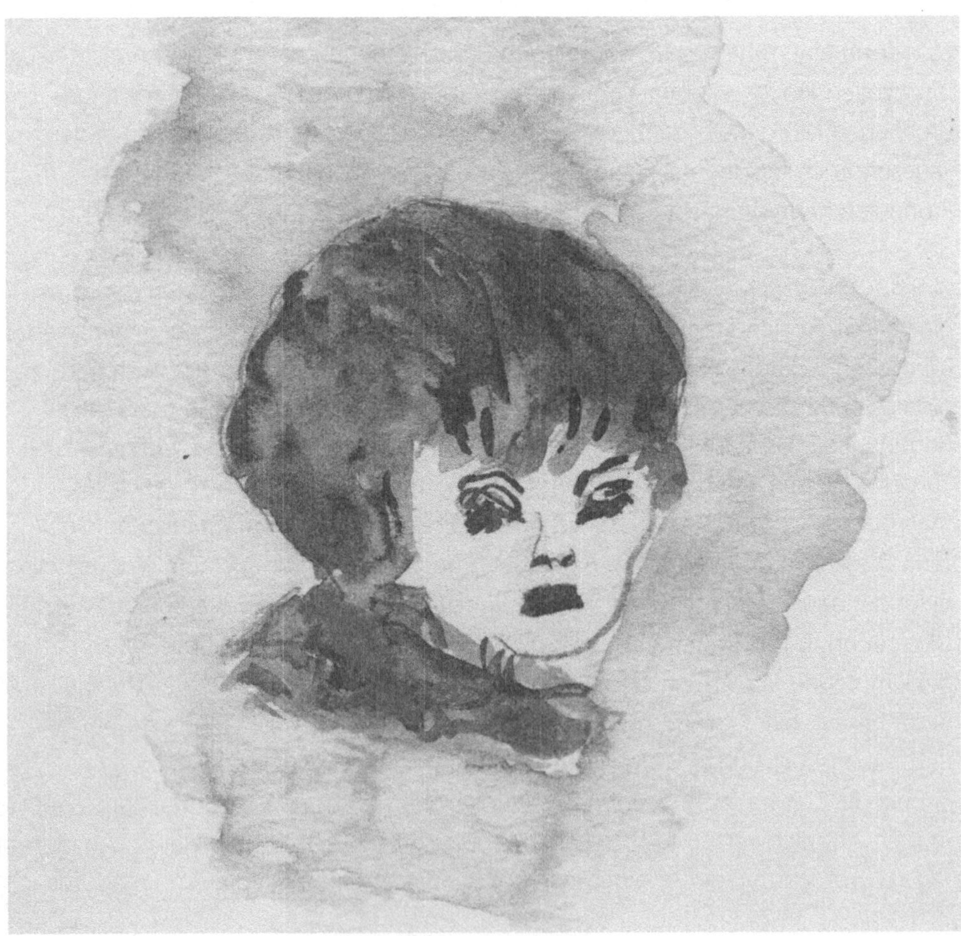

Je näher mein Dienstende rückte, umso mehr wusste ich, was zu tun sei. Ich würde kein Sklave mehr sein, weder der meines Berufes noch der meiner Freizeit. Nach Dienstschluss trat ich auf Frau Berni zu und fragte sie, ob sie nicht Lust hätte etwas Zeit mit mir zu verbringen. Sie willigte ein und so brachte ich sie in ihrem Rollstuhl zu unserem Meditationsturm, der inmitten des Krankenhausparkes liegt. Der Turm mit seinem runden Dachfenster, das so viel warmes orangefarbenes Sonnenlicht schenkte, erwies sich als die perfekte Untermalung für ihren Auftritt. Sie erschien mir so lebendig und wunderschön, so nah und doch wie auf dem Podest einer Bühne. Trotz über 80 erlebter Jahre sah sie aus wie eine junge Frau. Ich war erfüllt von diesem Anblick. Da begann sie leise zu erzählen.

Ihre Mutter hatte sie schon im zarten Alter von sechs Jahren ins Theater mitgenommen. Sie saß hinter der Bühne auf einer Treppe und beobachtete das rege, aufregende Treiben vor und hinter dem Vorhang. Das wäre der Tag gewesen, sagte sie mir, an dem sie den Entschluss gefasst hatte Schauspielerin zu werden. Sie erzählte von einem Leben voller Aufregung. Von Kostümen und Rollen, von Theatern, Jahren, die vergingen. Aber sie sagte mir auch, dass das Leben nun für sie völlig fremd wäre. So an den Rollstuhl gefesselt, empfindend, als ob ihre rechte Hand und rechter Fuß nicht zu ihr gehören würden. Sie fühlte sich fremd in ihrem eigenen Körper. Sie fuhr fort, dass sie sich das „Altwerden" anders vorgestellt hätte. Gemeinsam mit ihrem Mann wollte sie die vielen voneinander getrennt verbrachten und für die Liebe versäumten Tage nachholen. Nur Rudi und sie auf der Veranda ihres Hauses, gemeinsam Kaffee trinken, den Sonnenuntergang beobachten und sich aus der Zeitung gegenseitig vorlesen. Sie sagte, dass sie nichts an ihrem Leben verändern würde. Außer einer kleinen Sache, sich mehr Zeit genommen zu haben. Mehr Zeit für all die Dinge, die sie gerne getan hätte. Zeit, die tickt und tickt, Zeit, die, wenn einmal verspielt, nicht mehr zurückzugewinnen ist. Zeit, die, wenn man sie hat, endlos erscheint. Zeit, die, wenn man sie sucht, niemals zu finden ist. Es müsste sich einiges ändern, stellte ich plötzlich fest. Ich würde mir mehr Zeit nehmen für mich, mehr auch für andere. Und ich wusste auch, wie. Wenn ich mir Stück für Stück Zeit nehmen würde, jene Zeit, die gewöhnlich für die Leerläufe oder berufsfremde Tätigkeiten anfällt, sinnvoll verwenden würde, dann könnte ich Zeit einsparen und dann könnte ich diese auch wieder verschenken. Frau Berni fuhr fort. Sie fand es schön bei uns, fand unser Personal kompetent und dafür dass sie sich in einem Krankenhaus befand, fühlte sie sich wohl. Meine Gedanken jedoch entführten mich weit weg von unserer Begegnung, viele Jahre zurück ins Rathaus, zur Diplomvergabe, bei der ich einst versprach gute Krankenpflegedienste zu leisten. Aber was waren das für gute Dienste? Da fiel mir auf, dass Frau Berni aufgehört hatte zu erzählen und mich ernst anblickte. Erst nach und nach wurde mir klar, wie weit ich in Gedanken gereist war, und langsam kehrte ich zurück. Sie sagte dann, dass auch ich wohl einiges zu erzählen hätte, und fragte mich, was ich nun dachte. Ich hatte herausgefunden, dass die Zeit wirklich etwas Kostbares war, ein Juwel, das nicht jeder zu besitzen verstand. Frau Berni meinte, dass sie mir gerne ein Gedicht von Rilke vortragen würde. Sie sagte, dass das ein Geschenk an mich wäre.

> **Es treibt der Wind im Winterwalde**
>
> **die Flockenherde wie ein Hirt,**
>
> **und manche Tanne ahnt, wie balde**
>
> **sie fromm und lichterheilig wird.**
>
> **Und lauscht hinaus. Den weißen Wegen**
>
> **streckt sie die Zweige hin, bereit,**
>
> **und wehrt dem Wind und wächst entgegen**
>
> **der einen Nacht der Herrlichkeit.**
>
> (Rainer Maria Rilke)

Sie sprach so leise und gefühlvoll und es schien ganz, als ob sie ihre Behinderung vergessen würde. Sie sprühte vor Charme und Zauber. Ich empfand eine unendliche Dankbarkeit für die Glückseligkeit, die ich durch sie verspüren durfte. Bald darauf wurde Frau Berni in ein Rehabilitationszentrum verlegt. Noch immer sind wir in brieflichem und telefonischem Kontakt. Wenn ich an diesen Tag zurückdenke, bin ich mir mittlerweile nicht mehr sicher, wer wem eigentlich etwas schenkte.

Sefika Ohorn

Anhang 1

Ordnungsliebend	Selbsteinschätzung	Fremdeinschätzung
zielbewusst		
traditionsbewusst		
starke Tendenz abzusichern		
Werte bewahrend		
Verantwortungsbewusstsein		
geregelte Verhältnisse sind wichtig		
belastbar		
setzt sich und anderen Grenzen		
sehr verläßlich		
zeigt selten spontan Gefühle		
Abneigung gegen Veränderung		
findet Kontrolle wichtig		
korrekt im äußeren Erscheinungsbild		
ordnungsliebend		

Sachbezogen	Selbsteinschätzung	Fremdeinschätzung
eher sachbezogen		
Blick für das Wesentliche		
selbständiges Handeln		
guter Theoretiker		
Streben nach Unabhängigkeit		
hart in Auseinandersetzungen		
rasches Erfassen von Zusammenhängen		
eigenwillig		
wirkt distanziert		
unsentimental		
kritisch		
argumentiert klar		
ist gerne alleine		
Abneigung gegen zu enge Bindung		

Personenbezogen	Selbsteinschätzung	Fremdeinschätzung
eher personenbezogen		
gefühlsbetont		
Bereitschaft zur Teamarbeit		
Beziehungen sind sehr wichtig		
verständnisvoll		
nachgiebig		
fürsorglich		
tolerant		
genußfähig		
kann schwer Nein sagen		
geduldig		
soziale Einstellung		
ist gern in Gemeinschaft		
Abneigung gegen Oberflächlichkeit		

Freiheitsliebend	Selbsteinschätzung	Fremdeinschätzung
schöpferisch		
spielerisch		
locker im Umgang mit Zeit		
Lust am Experimentieren		
Suche nach Neuem		
steht gerne im Mittelpunkt		
läßt sich nicht gerne festlegen		
kreativ		
braucht viel Freiraum		
auffallend in Kleidung und Aussehen		
begeisterungsfähig		
Abneigung gegen festgefügte Formen		
spontan		
sprunghaft		

Anhang 2: Kommunikations-Strategie für Pflegepersonen

(Verfasser: Alexander Seidl)

Der Mensch lebt nicht vom Wort allein,
auch wenn er manches schlucken muss

(Adlai Stevenson)

Ein paar Gedanken vorab…

Als Sie auf die Welt kamen und ein Baby waren, bestand Ihre Kommunikation aus Geschrei. Artikulierte **Kommunikation** ist ein Vorgang, den Sie im Laufe Ihres Lebens erlernt haben. Sie lernten Sprache, indem Sie andere, Ihre Familie, Geschwister, Kindergarten-Freunde, nachahmten. Viele Menschen betrachten Ihre Kommunikationsentwicklung mit dem Eintritt in die Pubertät als weitgehend erfolgreich abgeschlossen: „Reden kann ich, also was soll's…". Aber dem ist nicht so. Sie lernen weiter, Ihr Leben lang, in der Arbeit, beim Fernsehen, jetzt gerade… **Sie können nicht *nicht* kommunizieren.**

Wo immer zwei Leute zusammentreffen, wird kommuniziert. Auch, wenn Sie es gar nicht wollen. Die meisten Menschen kommunizieren sogar munter weiter, wenn sie alleine sind. Das nennt man den „inneren Dialog". Bei manchen Menschen herrscht niemals Stille. Das ist deshalb so, weil, wie neuro-physiologische Studien gezeigt haben, fast 90% aller Information, die ein Mensch mit seinen 5 Sinnen aufnimmt, über die Augen aufgenommen werden. Somit macht den größten Anteil an Ihrer Kommunikation Ihre Körpersprache aus (nicht Ihr verbal vermittelter Inhalt). Die wird auch vermittelt, wenn Sie *keine* Worte verwenden.

Machen Sie doch zum Ausprobieren gleich folgendes kleine Experiment: Setzen Sie sich auf einen Stuhl, die Beine parallel, die Arme so auf Ihre Oberschenkel, dass die Hände zwischen den Beinen nach unten hängen, lassen Sie Ihren Kopf auf die Brust sinken, schauen Sie einfach durch den Boden hindurch nach Nirgendwo und nehmen Sie wahr, wie Sie nur eingeschränkt atmen können. In dieser schlabberigen Haltung sagen Sie nun überzeugend, so dass alle Anwesenden es Ihnen ohne hinzusehen glauben würden: „Ich bin ja so glücklich!" Hat es geklappt? Ich bin sicher, noch nicht einmal Sie selbst haben es sich geglaubt – geschweige denn, irgend ein anderer. Sobald Sie jemand in dieser Haltung sieht, ist ihm sofort klar, dass Ihre Stimmung heute ein extremer Nachzügler auf Ihrer „Hitliste der besten Launen" ist. Noch bevor Sie etwas gesagt haben. Und nachdem Sie dann das Gegenteil behaupten glaubt es Ihnen vermutlich auch keiner. Da Ihre Körpersprache und wohl auch Ihre Tonalität etwas anderes sagen. Und darauf wird mehr Wert gelegt. Kommunikation ist ein vielschichtiger, dynamischer, sich fortwährend weiterentwickelnder, verändernder und in Feedbackschleifen rückgekoppelter Prozess und nicht bloß ein Austauschen von Worten, auch wenn die meisten Menschen dieser Meinung sind.

Sie brauchen nicht redegewandt zu sein, um eine ausgezeichnete Pflegeperson zu sein. Die sind Sie vielleicht ohnehin schon. Denn ein Eckpfeiler von Exzellenz ist die Bereitschaft, ständig weiterzulernen. Und wenn Sie jetzt dieses Buch lesen, bedeutet das, Sie wollen neue Informationen finden, die Ihnen Ihre Arbeit erleichtern, ja, es Ihnen vielleicht sogar ermöglichen, Ihre Kompetenz weiter auszubauen. Sie wollen also weiterlernen und das ist gut so. Dazu einige Anregungen und Strategien:

10 Kommunikations-Strategien von Pflegepersonen

1. **Stellen Sie sich ein Kommunikationsziel vor**

Was wollen Sie bei der Person, mit der Sie sprechen, erreichen? Wie soll die Person aussehen, sich fühlen und was soll sie tun, nachdem Sie mit ihr gesprochen haben? Setzen Sie sich ein klares Ziel, in welchen Zustand Sie diese Person nach dem Gespräch versetzt haben wollen. Wollen Sie trösten, bitten oder kommandieren, soll der andere grummeln & gehorchen oder motiviert sein (woran erkennen Sie, dass er es ist?), etwas zu tun? Wollen Sie einfach einmal sagen „was Sache ist"? Man kann Menschen die Wahrheit wie einen nassen Fetzen ins Gesicht schleudern oder Ihnen wie in einen passenden Mantel hineinhelfen. Je nachdem können Sie mit anderen Reaktionen rechnen. Welche wollen Sie? Denken Sie einfach kurz ans Ergebnis, bevor Sie zu sprechen beginnen, dann steigt die Wahrscheinlichkeit, dass Sie das auch erreichen.

2. Den Sinn Ihrer Kommunikation erkennen Sie an der Reaktion des anderen

Konzentrieren Sie sich weniger darauf, sich deutlich auszudrücken als darauf, verstanden zu werden. Wenn Sie sich bemühen, deutlich zu sein, sind Sie auf sich selbst konzentriert. Wer sich beim Kommunizieren auf sich und seine Anforderungen konzentriert, wird oft scheitern. Bemühen Sie sich hingegen, verstanden zu werden ist Ihre Aufmerksamkeit auf den Zuhörer gerichtet, wo sie auch hingehört. Kommunikation sollte nicht den Zweck haben, sich selbst verliebt zuzuhören und von seinen eigenen Ausführungen so begeistert zu sein, dass Zuhörer nur Kulisse sind. Dann führen Sie ein lautes Selbstgespräch, bei dem Ihnen andere vielleicht zuhören. Der Sinn vom Reden mit Menschen liegt zumeist darin, etwas vermitteln zu wollen. Ihre Aufgabe als aktiver Kommunikator ist es nun, die Botschaft so zu verpacken, dass sie vom anderen verstanden wird. Fragen Sie sich: Bin ich verstanden worden? Reagiert der andere wie erwartet? Warum oder warum nicht? Versteht er sie nicht, haben Sie sich für ihn nicht klar ausgedrückt. Überlegen Sie, was Sie beim nächsten Gespräch oder schon im nächsten Satz wie anders machen.

3. Bleiben Sie flexibel

Was für den einen klar ist, muss noch lange nicht für jeden anderen ebenfalls verständlich sein. Menschen sind nun mal unterschiedlich. So wie jeder anders aussieht, verarbeitet auch jeder Informationen anders. Ob Sie die Informationen so aufbereitet haben, dass Sie für den anderen verständlich sind, erkennen Sie am Feedback des anderen. Hat er Sie nicht verstanden, sagen Sie es auf eine andere Art, mit anderen Worten und denken Sie daran, dass es sich nicht um ein Missverständnis handelt und ein Schuldiger gefunden werden muss, sondern dass Sie gerade Feedback bekommen haben, auf das Sie in angemessener Weise reagieren.

4. Sie müssen sich selbst kennen

„Selbsterkenntnis ist der erste Schritt zur Besserung", sagt ein altes Sprichwort. Um Ihre Redegewohnheiten zu entstauben und womöglich zu verändern, müssen Sie sie zuerst kennenlernen. Fragen Sie sich einmal, welche Probleme Sie für gewöhnlich beim Kommunizieren haben. Wann neigen Sie dazu, grantig oder ärgerlich zu werden? Was würden Sie als Ihre Stärken, was als Ihre Schwächen betrachten? Wie sehen das andere? Fragen Sie einmal Menschen, denen Sie vertrauen: „Angenommen, ich würde eine Sache bei meinem Umgang mit anderen Menschen verändern, welche, meinst du, wäre die wichtigste?". Seien Sie für Antworten dankbar.

5. Seien Sie dankbar für Feedback

Viele Menschen bekommen Chancen, indem Ihnen jemand einen Ratschlag gibt, oft auch in der Form von Kritik. Anstatt darüber nachzudenken, ob und wie weit etwas dran ist und wie ich daraus den größten Nutzen ziehen kann, empfinden das viele Menschen ausschließlich als persönlichen Angriff und beschließen, sich verteidigen zu müssen. Dem anderen etwas „an den Kopf werfen, damit er merkt dass er auch um nichts besser ist" ist eine beliebte, aber leider enorm unkonstruktive Haltung. Bekommen Sie in einem Gespräch das Gefühl, anders als geplant verstanden zu werden, seien Sie dankbar für die Erkenntnis und nehmen Sie einen anderen Weg.

6. Malen Sie mit Ihren Worten Bilder

„Die erfolgreichsten Redner sind die, die ihre Zuhörer dazu bringen, mit den Ohren zu sehen". Sprache ist ein sehr vielseitiges Werkzeug. Nutzen Sie sie auch so. Es macht einen Unterschied, ob Sie einer alten Frau sagen, die sich über eine unangenehme zusätzliche Therapie beschwert: „Das ist notwendig, da neuere Statistiken ganz klar belegen, dass bei Menschen mit Ihrer Anamnese diese Vorgehensweise indiziert ist, da so die stationäre Verweildauer um bis zu 30% gesenkt werden kann bei gleichzeitiger Verkürzung der Rekonvaleszenzphase um ca. ein Viertel" oder „Ich weiß, das ist nicht besonders angenehm doch ich weiß auch, dass Sie es ganz locker schaffen, weil Sie so viel schneller wieder nach Hause können, mit Ihren Enkerln im Garten spielen und Ihre Katze auf dem Schoß haben und das weiche Fell streicheln und Sie haben mir ja erzählt, wie sehr Sie sich darauf freuen."
(Fragen Sie Patienten ruhig danach, worauf Sie sich am meisten freuen, wenn sie wieder zu Hause sind. Menschen blühen auf, wenn sie von den Dingen erzählen, die sie gerne tun).

7. Bleiben Sie optimistisch in Tonfall und Formulierung

Fördern Sie positive Formulierungen und vermeiden Sie, wo immer es geht, negative. Alleine schon deshalb, weil unser Verstand negative Formulierungen zwar versteht, sie aber vom alles steuernden Unterbewussten nicht umgesetzt werden können. Würde ich Sie z. B. jetzt auffordern, was ich *nicht* mache, so nett zu sein und *nicht* an blau zu denken, so ein intensives blitzblau, haben Sie es vermutlich soeben getan. Bevor unser Hirn weiß, woran es nicht denken soll, muss es erst einmal daran denken. Und das ist der Moment, wo genau das im Bewusstsein ist, von dem wir wollten, dass es draußen bleibt. Verwenden Sie positive Formulierungen, laden Sie den Zuhörer ein, seinen Fokus auf das zu richten, was Sie mit dieser Aussage vermitteln wollen. Statt „Das kann ich aber nicht machen..." empfiehlt sich „Ich werde Ihnen sagen, was ich machen kann...." oder statt „In den nächsten drei Wochen kommen Sie aber ganz sicher nicht raus" ein „Wir bemühen uns alle, damit Sie auch ganz sicher in drei Wochen schon wieder zu Hause sind". „Geben Sie Acht, dass das Fieberthermometer nicht kaputt geht" ist nur die zweite Wahl gegenüber „Geben Sie bitte Acht, damit das Fieberthermometer ganz bleibt."

8. Bleiben Sie kongruent

Die Tonalität Ihrer Stimme und Ihre Körpersprache machen zusammen 93% dessen aus, was beim anderen an Information ankommt. Stimmen Ihre 93% mit den restlichen 7% (den tatsächlich gewählten Wörtern) überein? Tun Sie es, wirken Sie kongruent und glaubwürdig. Wenn Sie „Mache ich gerne" mit normalem Tonfall sagen, dabei lächeln, nicken und vielleicht mit Ihrer Hand eine bestätigende Geste andeuten, verstärken Sie Ihre Worte mit den Mitteln der nonverbalen Kommunikation. Das wirkt ganz anders als wenn Sie diese Aussage mit sarkastischem Tonfall, rollenden Augen und lautem Schnaufen unterlegen. Ihre Stimme und Ihr Körper sollten Gesagtes unterstreichen und nicht widerlegen.

9. Hören Sie mehr zu

Zuhören hat gegenüber dauersprechen eine Menge Vorteile:

- *Sie vermeiden Probleme:* Ein guter Zuhörer achtet auf das, was seine Gesprächspartner sagen. So können Sie leichter auf Feedback reagieren. Außerdem ärgern sich andere Menschen weniger über jemanden, der ihnen Aufmerksamkeit schenkt.

- *Sie erfahren, was vor sich geht:* Das Leben ist ein ständiger Lernprozess. Ständig passiert etwas in der Welt um Sie, täglich verändert sich etwas. Je mehr Sie hören, verstehen und verarbeiten, desto mehr können Sie sich neuen Gegebenheiten anpassen und auf diese Art persönlich und beruflich aus Ihrer Erfahrung lernen.

- *Sie werden kompetenter:* Je mehr Informationen Sie über Ihren Job haben, desto erfolgreicher werden Sie ihn ausführen. Durch Zuhören gewinnen Sie mehr Wissen, als die meisten anderen haben.

- *Sie wirken intelligenter:* Sie werden nicht nur kompetenter, Sie wirken auch intelligent. Welche Eigenschaft würden Sie jemanden, der weniger spricht und Ihnen dafür mit wachen Augen zuhört und verständig nickt, zugestehen, und welche jemanden, der Sie ständig unterbricht, von eigenen Anliegen redet und sich bemüht, Sie nicht mehr zu Wort kommen zu lassen?

- *Sie bekommen mehr Macht:* „Wissen ist Macht". Je mehr Sie zuhören, desto mehr Informationen haben Sie zur Verfügung und desto angemessener und wohlüberlegter werden Ihre Handlungen.

- *Sie verstehen andere besser:* Um einen Kollegen oder Patienten dazu zu bringen, so zu reagieren, wie Sie es gerne möchten, ist es wichtig, ihn, seine Bedürfnisse, Werte und Ziele zu kennen. Kennen Sie einen besseren Weg, diese herauszufinden, als zuzuhören?

- *Sie werden respektiert und bauen Selbstvertrauen bei anderen auf:* Wenn Sie jemanden zuhören, geben Sie dadurch zu verstehen: „Ich schätze dich und was du zu sagen hast". Das fördert Selbstvertrauen bei anderen und bringt Ihnen Respekt entgegen. Oft hört man wen (leider über andere) sagen: „Der hat mir wenigstens zugehört".

10. Wachsen und lernen Sie weiter

Bedenken Sie immer: „Es gibt keine Fehler, nur Feedback". Wenn Sie Fehler machen, sollten Sie sie weder verleugnen, noch andere beschuldigen oder sich mit Selbstvorwürfen überhäufen. Sagen Sie sich statt dessen nach einem Gespräch, das anders gelaufen ist, als Sie das geplant hatten, lieber: „Ich habe gerade wieder gelernt, wie ich mit diesem Menschen in dieser Situation nicht sprechen sollte." und überlegen Sie sich, was genau Sie das nächste Mal wie anders machen werden.

Abschließend zu diesem Thema noch eine wahre Begebenheit aus der Praxis

„Eine Oberschwester, die den Ruf hatte, zwar wenig zu sagen, aber dennoch mit Menschen, gleichermaßen mit Patienten und Angehörigen, wie mit Kollegen,

Vorgesetzten oder Ärzten umgehen zu können wie keine zweite, wurde anlässlich des Antrittes ihres wohlverdienten Ruhestandes von einer jungen Kollegin, die ihr in diese Stelle nachfolgen sollte, gefragt: „Sagen Sie, Sie waren ja bei Ihrer Arbeit eine Koryphäe. Woher kommt das eigentlich?" Die Oberschwester wiegte bedächtig den Kopf, lächelte weise und sagte: „Keine Fehler machen". „Ja, das verstehe ich", erwiderte die junge Kollegin, „aber wie schafft man das, keine Fehler zu machen?" „Erfahrung", erwiderte die Oberschwester lächelnd. „Das verstehe ich auch", ließ die junge nicht locker zu fragen, „aber woher kommt denn die Erfahrung?". „Fehler machen" meinte die Erfahrene und lächelte."

Viel Erfolg, aber noch mehr Spaß beim Ausprobieren. Unser Kopf ist rund, damit die Gedanken ihre Richtung ändern können. Also spielen Sie mit diesen Tricks, wenden Sie sie an und erkennen Sie selber, ob sie Ihnen helfen. Und setzen Sie den ersten Schritt noch heute, jetzt gleich, wenn Sie die letzten Zeilen gelesen haben.

.... „gute Vorsätze allein sind wie
Schecks bei einer Bank,
bei der man kein Konto hat"

(Oscar Wilde)

Bücher zum Thema

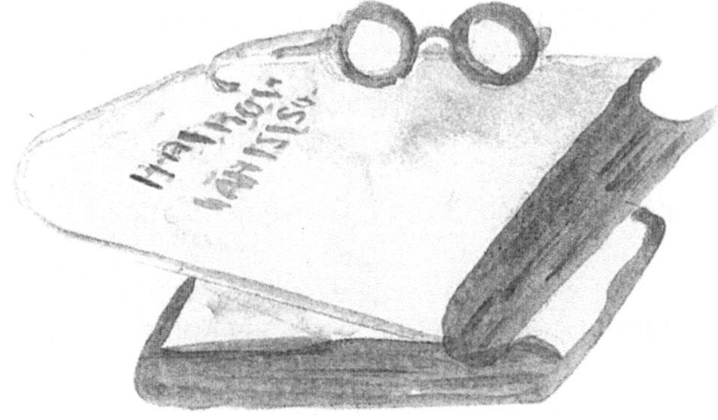

Antons K (1992) Praxis der Gruppendynamik, Übungen und Techniken.
Hogrefe - Verlag für Psychologie, Göttingen Toronto Zürich

Arets J, Obex F, Vaessen J, Wagner F (1997) Professionelle Pflege, Bd 1.
Eicanos Verlag, Bocholt

Arets J, Obex F, Vaessen J, Wagner F (1999) Professionelle Pflege, Bd 2.
Hans Huber, Bern

Backs St, Lenz R (1998) Kommunikation und Pflege. Ullstein Medical, Wiesbaden

Bandler R, Grinder J (1990) Metasprache und Psychotherapie.
Die Struktur der Magie I, 6. Aufl. Junfermann, Paderborn

Bartoszek G, Nydahl P (1998) Basale Stimulation. Grundlagen und Anwendung
in der Pflege. Ullstein Medical, Wiesbaden

Brobst R et al. (1996) Der Pflegeprozeß in der Praxis. Hans Huber, Bern

Budnik B (1997) Pflegeplanung leicht gemacht, 1. Aufl. Gustav Fischer, Lübeck

Burkart R, Hömber W (1995) Kommunikationstheorien: ein Textbuch zur
Einführung, 2. Aufl. Braumüller, Wien

Cavanagh StJ (1997) Pflege nach Orem, 2. Aufl. Lambertus, Freiburg im Breisgau

Dahmer H, Dahmer J (1992) Gesprächsführung, 3. Aufl. G Thieme, Stuttgart

Darmann I (2000) Kommunikative Kompetenz in der Pflege. Ein pflegedidaktisches
Konzept auf der Basis einer qualitativen Analyse der pflegerischen Kommunikation.
Kohlhammer, Stuttgart Berlin Köln

Doenges M, Moorhouse MF (1996) Pflegediagnosen und Maßnahmen, 2. Aufl.
Hans Huber, Bern

Faßbinder S, Lust A (1997) GuKG – Gesundheits- und Krankenpflegegesetz. Manz,
Wien

Fitzgerald A, Toplak H (1994) Der Umgang mit Schwerkranken und Sterbenden.
Maudrich, Wien

Fitzgerald A, Dauz E, Toplak H (1999) Kooperative Kommunikation im Krankenhaus. Maudrich, Wien

Grinder J, Bandler R (1998) Therapie in Trance, 9. Aufl. Klett-Cotta, Stuttgart

Herkner W (1992) Psychologie, 2. Aufl. Springer, Wien New York

Houts PS, Scott RA (1988) Individuelle Pflegeplanung. Ein Praxisratgeber. Pabst, Lengerich

Isert B (1996) Die Kunst schöpferischer Kommunikation. Junfermann, Paderborn

Juchli L (1994) Pflege. Praxis und Theorie der Gesundheit und Krankenpflege, 7. Aufl. G Thieme, Stuttgart New York

Kahlke W, Reiter-Theil, Sachlich (1995) Ethik in der Medizin. Enke, Stuttgart

Mahler R (1999) Auf den Punkt gebracht. G Thieme, Stuttgart

Müller E (1994) Du spürst unter deinen Füßen das Gras. Fischer, Frankfurt/Main

O'Connor J, Seymour J (1992) Neurolinguistisches Programmieren: Gelungene Kommunikation und persönliche Entfaltung. VAK, Verlag für Angewandte Kinesiologie, Freiburg im Breisgau

O'Connor J, Seymour J (1996) Weiterbildung auf neuem Kurs. VAK, Verlag für Angewandte Kinesiologie, Freiburg im Breisgau

Reimer W, Fueller F (1998) Der Pflegeprozeß. Universitätslehrgang Ulm GmbH, Ulm

Riemann F (1975) Grundformen der Angst. Eine tiefenpsychologische Studie. Hans Marseille Verlag, München

Schulz v Thun F (1994) Miteinander Reden. 1. Störungen und Klärungen. Rowohlt, Reinbek bei Hamburg

Schulz v Thun F (1994) Miteinander Reden. 2. Stile, Werte und Persönlichkeitsentwicklung. Rowohlt, Reinbek bei Hamburg

Satir V (1999) Kommunikation Selbstwert - Kongruenz - Konzepte und Perspektiven familientherapeutischer Praxis, 6. Aufl. Junfermann, Paderborn

Sperling JB, Wasserveld J (1998) Führungsaufgabe Moderation, 3. Aufl. WRS-Verlag, Planegg

Stefan H, Allmer F et al. (1999) Praxis der Pflegediagnosen. Springer, Wien New York

Strauss H (1973) Praxis der Gruppendynamik.

Wagner-Link A (1998) Kommunikation als Verhaltenstraining. J Pfeiffer, München

Watzlawick P (1996) Menschliche Kommunikation, 9. Aufl. Hans Huber, Bern Göttingen Toronto Seattle

Biografien

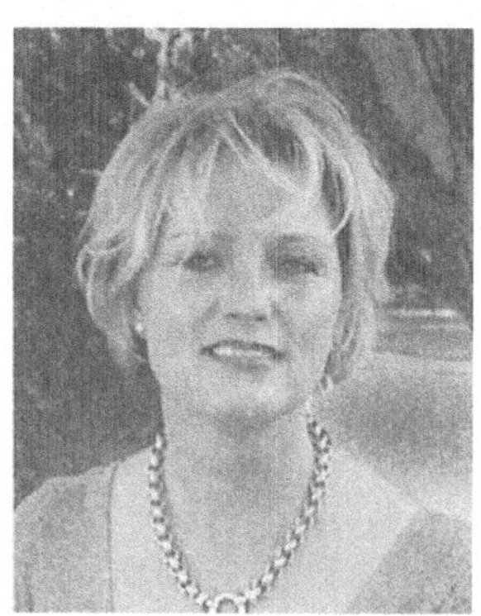

Mag. Dr. Annelies Fitzgerald
diplomierte Gesundheits- und Krankenschwester und Psychologin, zwölfjährige Tätigkeit als Dialyse- und Intensivpflegeperson, Abschluss des Psychologiestudiums mit Mag. rer. nat. und Dr. phil., dreijährige Ausbildung zum Personal- und Organisationsentwickler, NLP-Master Practitioner, seit Jahren Leitung von Trainings und Begleitung von Projekten mit Schwerpunkt Kommunikation im Krankenhaus

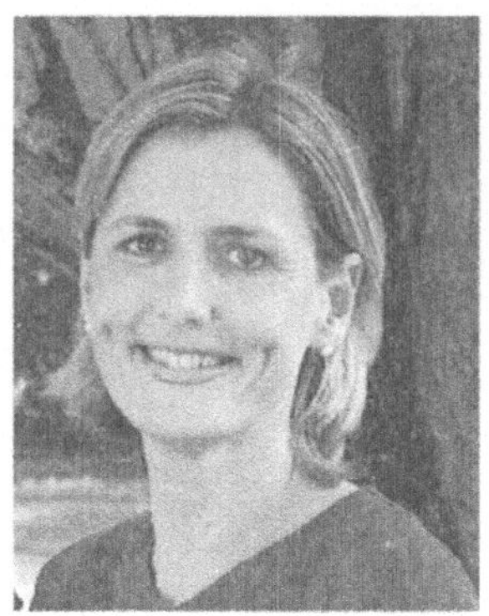

Gerda Zwick
diplomierte Gesundheits- und Krankenschwester, akademische Krankenhausmanagerin, sechsjährige Tätigkeit als Dialyse- und Intensivpflegeperson, zehnjährige Tätigkeit als leitende Pflegeperson, Teilnahme am HOPE Austauschprogramm – Schweiz, Leitung und Mitarbeit bei diversen Pflegeprojekten (z.B. Mitarbeiterorientierungsgespräch, Einführung von NANDA Pflegediagnosen, ...), Vortragstätigkeit mit dem Schwerpunkt Pflegeprozess und Gesprächs-führung

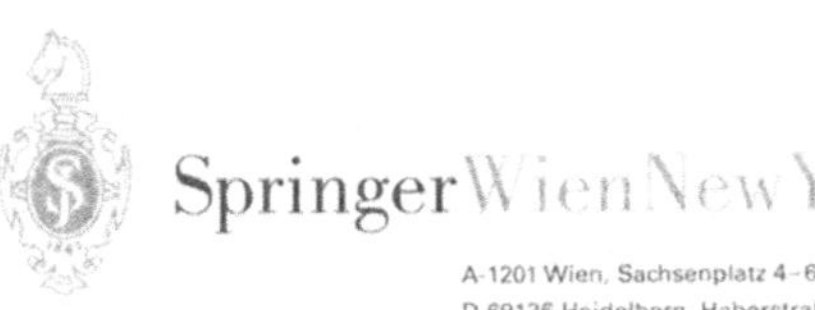